U0281251

应急救护手册

主编

汪　方　刘小路

上海科学技术出版社

图书在版编目（CIP）数据

应急救护手册 / 汪方，刘小路主编 . —上海：上
海科学技术出版社，2019.1
ISBN 978－7－5478－4183－9

Ⅰ. ①应… Ⅱ. ①刘… ②汪… Ⅲ. ①急救－手册
Ⅳ. ① R459.7－62

中国版本图书馆 CIP 数据核字（2018）第 208456 号

责任编辑　陶　俊
封面设计　房惠平

应急救护手册

主编　汪　方　刘小路

上海世纪出版（集团）有限公司
上 海 科 学 技 术 出 版 社　出版、发行

（上海钦州南路 71 号　邮政编码 200235　www.sstp.cn）

浙江新华印刷技术有限公司印刷
开本 112×185　1/40　印张 3.7
字数：100 千字
2019 年 1 月第 1 版　2019 年 1 月第 1 次印刷
ISBN 978－7－5478－4183－9/R · 1718
定价：38.00 元

内容提要

　　近年来，民间救援组织快速成长，促进了救援公益机构的蓬勃发展。但是，很多救援组织对应急救护知识的掌握仍不够系统、全面。本书作者联合多个致力于普及应急救护知识和技能的医疗公益机构，将急救常识转化成易学、易懂、易掌握、易操作的知识，并通过口袋书的形式出版，内容主要包括患者评估、常用救护技能、常见伤情处理、常见灾难的应对等。本书通过70余幅急救流程图和示意图，将专业、实用的知识进行总结，使读者能更好地掌握急救技能。

　　本书适合应急救援机构从业人员、急诊科医师、应急救护的社会志愿者等阅读与参考。

编者名单

主　审

徐震宇

主　编

汪　方　刘小路

副主编

褚天运　陈垣丞　度学文　冯明亮

编　委

(按照姓氏笔画排序)

巴　立　王铁军　韦超超　冯明亮　石　洪　刘小路
刘群英　朱孙杰　汤　静　许忆峰　吴　燕　张　芳
张元春　张进委　张新伟　李　卓　李金鑫　杨　枭
杨明珠　汪　方　芮文芹　陈垣丞　郑继翠　度学文
段阿竹　赵　宇　赵　玮　逄晓玲　徐　音　徐震宇
顾春红　菅向东　曾　军　蒲　莉　褚天运　蔡　晨

秘　书

芮文芹　蒋　义　朱志博　刘群英　张　斌

特别鸣谢

中国扶贫基金会　腾讯公益
医遛健康　联合国际救援

主编简介

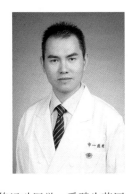

汪方，1977年出生，安徽安庆人。上海交通大学附属第一人民医院创伤骨科副主任医师，上海交通大学医学院、南京医科大学副教授，硕士研究生导师。1995年就读于第二军医大学（现名海军军医大学），2008年获外科学博士学位；2009—2011年在上海交通大学从事博士后研究；2012—2013年公派赴英国研修运动医学，受聘为英国Stepping Hill医院创伤与骨科荣誉医师。主持和参与国家自然科学基金、国家重点基础研究发展计划（973计划）、教育部重大专项等课题13项，参与完成教育部科技进步一等奖等4项省部级奖励。担任中华医学会创伤分会青年委员、上海市医学会创伤专业委员会委员、灾难医学会青年委员、中国医师协会肩肘外科工作委员会委员、国际骨科学会（SICOT）足踝学组中国委员、《中华创伤骨科杂志》与《中华肩肘外科杂志》等杂志通讯编委等职。作为中国红十字总会国家救援队成员，积极推动应急救护知识普及，主译国际权威教材《院前急救医学ABC》，创立国内首个急救保障与运动康复医生集团"医遄健康"，获得2016年度上海市卫生行业"十大青年公益项目"荣誉称号。

前　言

近年来，公众的应急救援意识不断提高，各类救援组织蓬勃发展，使得灾害和紧急事件救援水平有了明显提升。然而，笔者在实际参与和走访调查中，了解到很多救援类组织在医疗救护知识以及应急救护技能等方面存在明显不足，关键时刻对现场伤员评估的缺乏和处置不得当，极易造成二次伤害。因此，我们联合多位致力于普及应急救护知识和技能的医疗界专业人士，为应急救援组织编写《应急救护手册》，采用便于随身携带和查阅的口袋书的形式，将现场急救常用知识和技能，以通俗易懂、易学好用的方式呈现。本书力图传播正确的急救常识，辅助推动民间救援体系进一步发展，为民众的生命安全和健康保驾护航。

现场急救环境复杂，不同专业背景和职业角色人士对于医疗救援需求差异很大。本书编委多数为临床医务工作者，以及部分参与过现场救援及院前医疗保障的志愿者，限于我们团队的编撰经验和能力，也考虑到医疗急救知识更新较快，以及口袋书的容量限制，难免有疏漏不当之处，还请各位读者朋友批评指正。

在此特别感谢1 616位爱心捐赠朋友、36位参编编委，以及中国扶贫基金会、腾讯公益、医遢健康、联合国际救援（UIA）等机构的相关工作人员对项目的支持。在各位的鼎力支持下，我们的图书顺利出版，全国各类公益应急救援机构可以向我们免费申领此书。希望本书的出版能促进我国应急救援事业的发展，进一步普及民众的急救技能。

汪　方　刘小路

2018年4月

目 录

第一章

绪论

急症与创伤往往在不经意中发生，现场处置是否得当，很大程度上影响患者的预后乃至生命。只有向公众普及急救知识和技能，才能真正提高院前急救的成功率。鉴于当前国内面向非医务专业人员（或不在执业场所的医务人员）使用、便于携带和查阅的现场应急救护资料缺乏的现状，本书作者团队在充分调研社会需求的基础上，查阅当前国内外院前急救的最新文献、指南和书籍，编写整理了本书。

根据当前国际通行规则，院前急救相关人员包括：第一响应人（first responder，FR）、应急医疗技术员（emergency medical technician，EMT）、中级应急医疗技术员（emergency medical technician-intermediate，EMT-I）、高级应急医疗技术员（advanced emergency medical technician-intermediate，AEMT）、医务辅助人员（paramedic，医助）。鉴于 EMT 培训和认证体系在国内尚未推行，非医务人员目前尚不能从事侵入性医疗操作，本手册特将内容深度限定为 FR 和 EMT 的层次（部分内容仅限院前环境下医务人员操作），这也是在我国当前法律体系下非医务专业人员的最大许可操作。

本书以突发事件应急处置的时序为脉络展开，以 EMT 层次的救援人员所需掌握的技能为标准，具体内容包括：现场安全评估、个人防护与传染病预防控制、启动应急支援系统等程序。在患者评估上包括一次评估、二次评估的方法和流程。在常见救护技能章节，分别介绍心肺复苏和自动体外除颤装置使用、气道梗阻处理、气道管理、氧气使用，以及止血、包扎、固定、搬运等 4 大经典创伤救治基本技能。为便于读者掌握常见伤病情处理的技能，本书分别介绍了常见的内科、外科、环境因素伤病的救治方法。考虑到在特殊情形下的应急救护需求，本书更进一步拓宽了思路，介绍了大规模伤病患管理、常见灾害的紧急避险与应对等灾害事件预防、紧急响应、创伤后心理干预等内容。本书最后附有现场救援常用的表格和资料，以便查阅。

考虑到书的容量有限，加之现场急救内容不断更新，读者应不断学习并在日常空余时间不断操练，才能在紧急时候从容地进行急救操作。

第二章
个人防护

一、急救人员接近时是否安全

急救和基本生命支持培训首先强调的就是救援人员必须在确保安全的前提下才能够靠近事故现场。院前环境中工作的医务人员职责是救治伤者，如果危险尚不能完全去除，则必须延缓。

个人防护装备（personal protective equipment，PPE）是个人使用的面具、防护服、防护手套等的总称。这些可穿戴或使用的物品，在危险不能完全避免的情况下规范使用，可以最大限度地降低救援人员的危险。近年来，各种传染病的发生以及化学、生物、辐射和核危害（例如日本核泄漏事件）越来越突显 PPE 对于患者和医务人员安全的重要性，应根据现场情况选择合适的PPE（图2.1）。

PPE 的作用：院前急救的工作环境较为复杂，难以预料的多种危险源随时危及救援人员，因此需要不同种类的个人防护装备。按防护方式可以分为 3 类：

（1）呼吸防护装备：保护人员的呼吸器官、眼部免受有毒物质的侵害，主要包括防毒面具、护目镜、口罩等；

（2）皮肤防护器材：用于防止皮肤的意外伤害，以及防止毒剂、放射性物质、生物制剂等对人体的沾染，包括防护服、防护手套和防毒靴套等，可对人体不同部位的皮肤提供防护；

（3）其他防护用具：头盔、靴子和高可见度服装，可用于保护穿戴者免受伤害，例如交通事故现场救援等。

PPE 的设计必须能够满足穿戴者从事相关危险活动而不受限制，同时能够起到最大限度的保护作用。当然，使用者必须

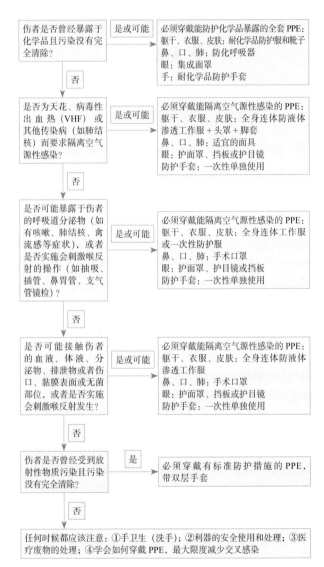

图 2.1   个人防护装备选择流程图

经过规范化培训，知道如何正确穿戴、脱卸和调整 PPE，才能使 PPE 发挥防护作用。其中，PPE 的存放、保养、维修和丢弃也是重要的学习内容。

二、院前急救人员基本防护装备

（1）医用手套：医用手套用来保护穿戴者避免接触污染物，减少感染源的传播，避免交叉感染。当有血液或体液暴露的危险、接触黏膜或破损的皮肤以及操作被污染的仪器时需要佩戴手套。根据材料不同，分为乳胶手套、丁腈手套和乙烯树脂手套。医务人员反复暴露，乳胶中的蛋白质可能会引起过敏。因此，丁腈手套、乙烯树脂手套由于其低致敏性越来越常用。理想情况下在戴手套前、后都应该洗手，但在院外环境下通常条件有限，可以用快速消毒剂或酒精凝胶替代。

（2）医用口罩：分为医用外科口罩和医用防护口罩。院前急救人员在接触患者时，都应该佩戴医用外科口罩，阻止血液、体液和飞溅物传播，可以为急救人员提供防护。医用防护口罩适用于院前急救人员在接诊经空气传播的呼吸道传染病的防护，防护等级高，密闭性好，舒适性差，易无意识解开口罩。

（3）面罩：面罩可以保护呼吸道，防止空气中的灰尘和纤维进入，也可以防止血液或体液喷溅到脸上。在护送患有已知传染性疾病如禽流感或肺结核的伤者时，专业面罩可减少空气中病原体的扩散。面罩是一次性的，一旦受到污染或弄湿需要及时更换。面罩使用应该遵照产品说明书，从而达到最长使用时间。

（4）头盔：院前急救人员应该在所有道路交通碰撞事故，特别高速公路车祸救援中佩戴头部防护用具，包括建筑工地等要求佩戴安全帽的地方救援时。头盔应该按照消防标准认证，必须清楚地标明佩戴者职务的标签和集成遮目镜。现代头盔更加轻便舒适，并且有可调节的发箍和枕颌皮带，可根据舒适度自行调节。

（5）护眼用具：当有碎片伤害眼睛时应该佩戴眼罩。眼罩还可以保护急救人员避免体液或血液以及气道管理中被呼吸道分泌物喷溅。目前主要有防护眼镜、护目镜、遮阳板、全脸防溅面罩等。护目镜在必要时应加以边缘保护，必要时还要与矫治眼镜适配。

（6）护耳用具：在噪声环境下需要注意对听力的保护，如直升机紧急医疗服务（helicopter emergency medical services，HEMS）、赛车运动、流行音乐会等。护耳器减少噪声的效果最佳，但往往比较笨重，可能无法适应头盔的类型。耳塞更加实用，在不用时方便放在连身衣的口袋中。

（7）解救手套：医用手套对于玻璃碎片、锯齿状金属或高温表面并没有保护作用，当有可能遇到尖锐粗糙的表面或者高热量暴露（比如解救伤者）时，需要佩戴一副重型解救手套。

（8）高可见度服装：院前急救人员或公路赛的保障工作人员，在高速路上及其附近救援，或在低能见度环境作业时，需要穿高可见度服装。3 级服装可以提供最高水平的能见度，必须包含最少 0.80 m² 的荧光背景材料和 0.20 m² 的反光材料。不管是夹克上衣还是连裤的工作服，通常都要求在躯干、手臂和双肩背带处有两圈 5 cm 宽的反光带。

（9）靴子：鞋类要求是安全靴类型。欧洲标准要求鞋头能够承受 200 J 以上的能量。除了防护鞋头，还应该有至少 4 英寸（约 10.2 cm）高、抗切割（刺穿）、耐磨损和耐化学性的保护屏障。

第三章
现场安全评估

自我保护与现场安全是所有到院前急救作业程序的第一要务。救护人员不应在危及自身安全的情况下进行救护。

请求支援以伤病患人数及严重程度超出救护能力为基本原则，但不以此为限。救护人员若无法掌握现场状况时，可向指挥中心进行汇报，并请求支援（图 3.1）。

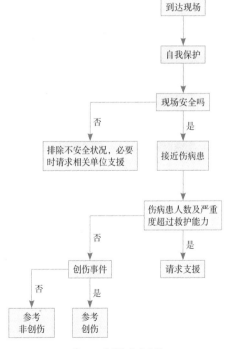

图 3.1 现场评估流程图

现场超过或预期超过 15 名伤病患（或 3 名以上重大伤病患），救护人员不足以应付现场状况时，应立即汇报指挥中心，在支援未到达前应实施简单检伤分类和快速处置 START（simple triage and rapid treatment），再依据病情严重程度决定优先处置顺序。救援人员在实施救护前，应距离救助人员一定距离，清楚表明身份，以利于伤者配合，避免受到处于惊恐或意识不清伤者的意外攻击（图 3.2）。

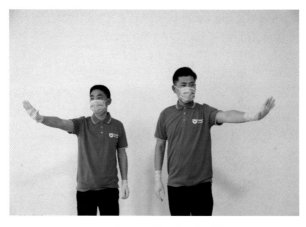

图 3.2　评估现场安全，清楚表明身份

第四章

启动应急支援系统

一、明确是否需要启动紧急支援系统

（1）明确对方是否需要帮助？

（2）对方需要什么方式的帮助？

（3）我可以给他提供什么方式的帮助？

（4）超出我的能力范围以外的帮助需求，需要启动应急支援系统才能帮助到他或者他们。无论是在商场还是野外，或者家中，现场救援人员所能够提供的帮助是有限的，需要果断地寻求帮助，不可盲目自大，即使你是最专业的医生，在缺乏团队与工作设备支持的情况下，也不一定能有效地帮助伤者。

二、常用应急支援系统

（1）直接拨打紧急求助电话，目前国际上尚没有统一的号码，中国大陆地区常用的包括：110（报警求助）/120（医疗急救）/119（火警）/122（交通事故）；香港地区为999，澳门地区为000，台湾地区医疗急救为119；112是欧盟通用的紧急电话号码。

（2）启动已有的应急预案，例如：公共场所安装的警报器。

（3）呼救其他人员帮助启动应急反应系统，例如公共场所、公共交通工具、飞机场、火车站、飞机上、火车上工作人员，以及附近能够联系上的其他人员。

三、启动应急支援系统

（1）准确地描述事件的发生地址以及接应人员的位置。

（2）准确描述现场情况包括人数、年龄、现在症状与伤情。

（3）时刻保持呼救电话畅通。

（4）提前做好相关的救援准备。

（5）随时观察现场以及患者和周围环境的变化。

（6）根据已有的设备和药品，进行现场的紧急救援，不可消极等待。

四、METHANE 通信范式

急救人员到达现场后必须启动通信机制与应急救援指挥中心进行联系，以便实施对现场的控制，启动合适的资源分配工具。通常采用 METHANE 通信范式，具体如下：

（1）My call sign：我的通信呼号。

（2）Exact location：准确位置。

（3）Type of incident：事故类型。

（4）Hazards：危害种类。

（5）Access and egress：出入口。

（6）Number of casualties：伤亡数量。

（7）Emergency services required：应急服务的需求。

与其他在现场的机构尽早取得联系至关重要，因为这可让他们知道你在场，同时获得他们有关现场初步评估、优先顺序及计划信息。应该与目击者沟通，以便更好地掌握受伤机制。并且是与患者良好沟通，表明身份，确定患者损伤部位，评估意识改变，减少恐惧、焦虑及疼痛的关键所在。

第五章
患者评估

第一节
初次评估

初次评估的目的是为了识别致命性损伤，从而可以立即展开救命治疗。初次评估最早适用于快速判断是否危重的创伤患者，现在同样可以在内科急症患者中应用。按照 ABCDE 的流程进行：A（airway，气道）、B（breathing，呼吸）、C（circulation，循环）、D（disability，失能，此处为神经检查）、E（exposure，暴露检查）。

一、气道评估

能够以正常声音说话的意识清醒的患者说明气道没有受到迫切威胁（图 5.1）。相反，反应迟钝或无意识的患者就需要快速评估和保护气道。

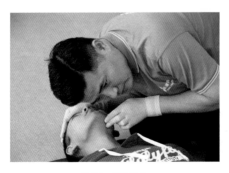

图 5.1 气道评估

维持患者气道畅通，包括以下几种方法：

1. 徒手维持气道畅通

非颈椎患者采取压额抬颏法（图5.2），颈椎受伤患者（意识不清或无意识）采用推下颏法辅助通气（图5.3）。当推下颏法不能打开呼吸道时立即改为压额抬颏法保持呼吸道

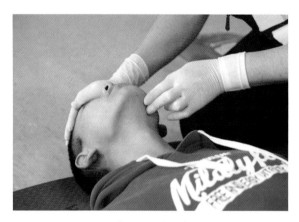

图 5.2　压额抬颏法

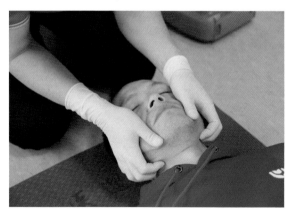

图 5.3　推下颏法

通畅。

2. 人工辅助维持气道畅通

（1）口咽通气道：适用于对言语、声音和痛觉刺激没有反应（即昏迷且无咳嗽和呕吐反射）而需要维持呼吸道畅通的患者（图 5.4 和图 5.5）。

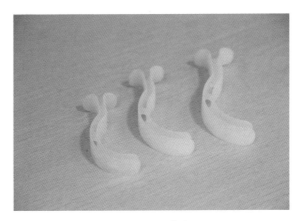

图 5.4　口咽通气道

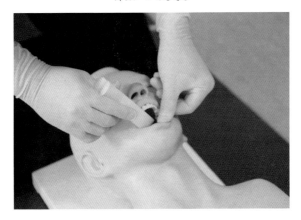

图 5.5　口咽通气道使用

（2）鼻咽通气道：适用于对言语、声音或痛觉刺激有反应，且需要维持呼吸道畅通的患者（图 5.6 和图 5.7）。

3. 抽吸维持气道畅通

当听患者有气过水声表明气道有液体（如分泌物、血液、呕吐物），可以采取负压抽吸保持气道畅通。最好采用直径大

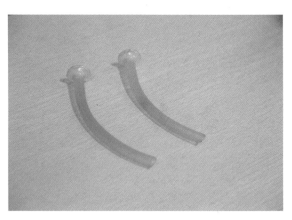

图 5.6　鼻咽通气道

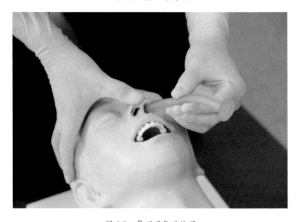

图 5.7　鼻咽通气道使用

的抽吸导管，抽吸的深度以量测口角至耳垂距离为宜，每次抽吸应不超过15秒（图5.8）。

4.异物梗塞

（1）不完全异物梗塞：应及时识别异物梗阻（图5.9），可以持续鼓励患者继续咳嗽，不去干扰患者自发性咳嗽及用力呼吸。

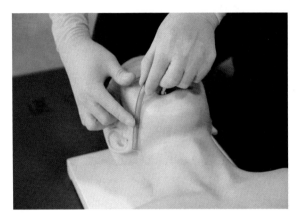

图 5.8 抽吸

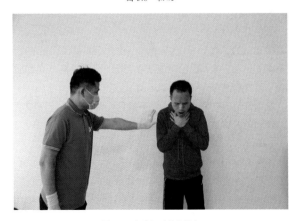

图 5.9 及时识别异物梗阻

(2) 完全异物梗塞：可以采取"哈姆立克"（Heimlich Maneuver）手法冲击腹部，利用肺部残留气体，形成气流冲出异物的急救方法（图 5.10）。

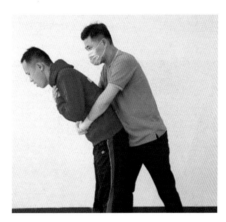

图 5.10　哈姆立克法清除气道异物

二、呼吸评估

评估呼吸有重要三大要素包括：呼吸道、呼吸动力、氧气，简称"道、力、气"。只有畅通的气道并不能确保充足的通气和氧合。这些生死攸关的功能依靠完整的呼吸中枢、适当的肺功能，以及横隔与胸壁的协调运动。

院前环境的呼吸评估主要包括面色、呼吸频率、呼吸力度、胸部运动的对称性，外伤的患者应该检查胸部外伤的体征。

1. 吸氧

不论血氧饱和度（oxygen saturation，SPO_2）高低，所有需要复苏的危重和外伤患者应该立即给氧。其他非危重患者如果 $SPO_2 < 95\%$，则应该吸氧，使其达到目标 SPO_2：95%~100%。其中应注意百草枯中毒患者、慢性阻塞性肺疾病（chronic obstructive pulmonary disease，COPD)、囊性纤维化加重、慢性神经肌肉疾病、胸壁疾病、病态肥胖（BMI>40 kg/m²)。当血氧饱和度 <88% 时，才需要吸氧，目标血氧饱和度为 88%~92%。过高 SPO₂ 容易在此类病患造成呼吸动力降低，反而抑制自发性呼吸。

对于大多数患者，可以使用不同性能的装置来进行氧疗，例如鼻导管、简单面罩、非再呼吸面罩等，这些装置提供的吸入氧浓度是由患者的呼吸模式和到装置内的氧气流量来确定。

（1）鼻导管（nasal cannula）

低流量氧气 1~6 L/min，患者使用时较舒适，提供氧气浓度约 24%~44%，患者意识清楚且 SPO₂ ≥ 94% 时，如有氧气治疗需求，可优先选择较舒适的氧气鼻导管（图 5.11）。

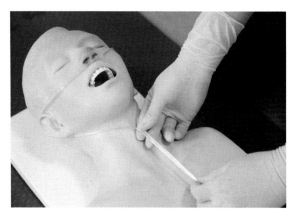

图 5.11　鼻导管吸氧

（2）简单面罩（simple mask）

低流量氧气 6~10 L/min，须涵盖口鼻，适用于张口呼吸患者，提供氧气浓度约 40%~60%（图 5.12）。

（3）非再吸入式面罩（non-rebreathing mask，NRM）

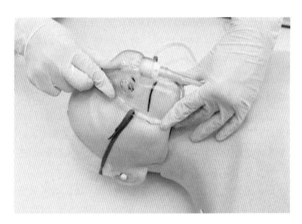

图 5.12　面罩吸氧

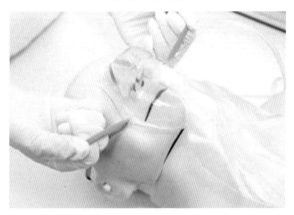

图 5.13　非再吸入式面罩

高流量氧气 15 L/min，须涵盖口鼻，氧气贮留袋须充满氧气，提供氧气浓度约 60%~100%，用于呼吸困难、发绀，以及一氧化碳中毒患者（图 5.13）。

（4）袋－瓣－面罩（苏醒球）（bag valve mask，BVM）

高流量氧气提供 100% 氧气及人工通气（人工呼吸），

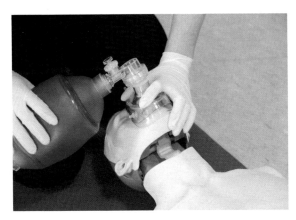

图 5.14　袋－瓣－面罩（苏醒球）

氧气贮留袋须充满氧气，不可完全凹陷，用于呼吸状况不好，呼吸动力不好和没有适当呼吸的患者（经纯氧面罩给氧 $SPO_2 < 90\%$，濒死式呼吸，呼吸次数 < 10 次 / 分或 > 30 次 / 分）（图 5.14）。

三、循环

尽早识别休克并采取积极治疗是救治危重患者的关键。休克是由于各种致病因素所引起的有效循环血量的急剧减少，导致各器官和组织微循环灌注不足。血液灌注不足（包括绝对的或相对的）及微循环的障碍。传统上的休克大体可以分成 4 型：失血性休克、心源性休克、梗阻性休克和分布性休克。事实上各类型之间有很多病因的重叠，在同一例患者身上可能存在不同类型的休克。各种类型的休克都将造成循环灌注不足，导致组织缺氧、乳酸中毒、细胞的代谢紊乱及器官的功能障碍。

1. 循环的评估

在院前急救中最难掌握的就是准确地判断患者是否发生休

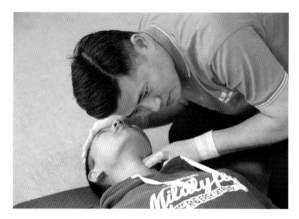

图 5.15　颈动脉评估

克。缺乏检测、医疗资源有限、环境条件差、损伤机制不明和对于发病前患者情况的未知等各种因素可影响对疾病的判断。早期初次评估循环状况主要检查这 3 个方面内容：脉搏、甲床微循环、大出血。

（1）无意识患者检查颈动脉（评估时间不超过 10 秒）（图 5.15）。

（2）有意识患者检查两侧桡动脉（评估时间不超过 10 秒，若无桡动脉搏动则检查颈动脉）（图 5.16）。

（3）评估周围循环（目视肤色是否苍白、发绀或异常，触摸末端肢体是否湿冷，检查甲床微血管充填时间是否 ≥ 2 秒）（图 5.17）。

（4）全身快速查看是否有严重外出血情形，若有则马上加以止血。控制出血的方法包括直接加压和抬高。不使用止血带，除非出血不止，以上方法不能止血，且有生命的危险时，方可考虑止血带止血法，并注明使用时间，到院后需与医护人员交班。

（5）血压、SPO_2：测量血氧浓度，视现场状况可考虑测量血压。没有血压仪测量血压，可以通过触摸患者的动脉搏动

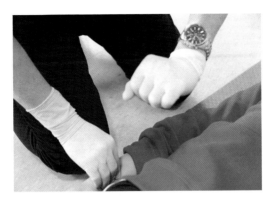

图 5.16 桡动脉评估

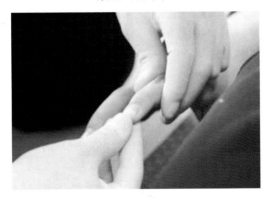

图 5.17 末梢循环评估

情况来初步判断患者的血压。务必要针对急救"白金 10 分钟"的每一秒对伤者进行确定性的救治，例如及时止血、保持呼吸道通畅，初步判断患者循环、呼吸。操作的前后顺序要科学且合理，判断桡动脉、颈动脉、股动脉、足背动脉的脉搏存在与否，可利用徒手方法触诊并结合心率的波动范围来判断循环状态。它可以在 10 秒内完成血压是否正常的判断，并进而对循环情况有个基本的评估，而不必要等待一个血压值的测定。因此，通过触摸患者

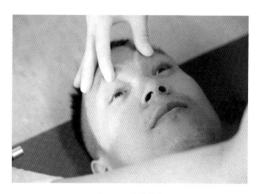

图 5.18　瞳孔检查

的桡动脉、颈动脉、股动脉或足背动脉，可初步判断血压（能触及脉搏，可以初步判断为桡动脉血压＞ 80 mmHg，颈动脉血压＞ 60 mmHg，股动脉血压＞ 70 mmHg、足背动脉血压＞ 90 mmHg）。

四、神经检查

神经学检查包括：中枢神经和周围神经系统检查。

（1）中枢神经检查：检查瞳孔大小和对光反应（图 5.18）、格拉斯哥昏迷评分（Glasgow Coma Scale，GCS）。

（2）周围神经检查：四肢感觉和运动功能。

评估意识状态，主要根据睁眼反应，声音表达反应和运动反应（eye，voice，motion）三项指标分别得分，然后依总分由低到高评价意识状态。GCS 最低 3 分，最高 15 分，一般是 9 分以上为清醒，分数越高，意识状态越佳。12~14 分为轻度意识障碍；9~11 分为中度意识障碍；<8 分为昏迷，属于危重患者需要紧急处理，3 分为深昏迷。GCS<15 分的意识不清患者检查瞳孔大小及对光是否有反应、比较两侧上肢和下肢的感觉和运动功能。意识清醒（GCS=15 分）的患者仅比较两侧上肢和下肢的感觉和运动功能（图 5.19）。

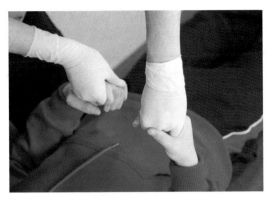

图 5.19 肢体运动评估

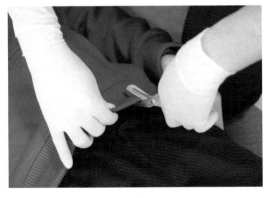

图 5.20 暴露评估－剪除衣物

五、暴露检查

快速视诊头、颈、胸、腹、骨盆与肢体是否有穿刺伤、枪伤、脏器外露、大而深的伤口、瘀青、肿胀或变形等；检查气管是否偏移、颈静脉是否怒张或塌陷；按压颈椎是否异常、有压痛；骨盆是否稳定与疼痛等。视情况将伤病员衣物移除检查（图 5.20）。

初次评估检查时间为 60 秒内，完成并处置后，判断是否危急个案，如果是危急患者，经车转运再做二次评估，非危急个案可以在现场做二次评估检查。运用初级创伤评估法对创伤患者有效评估，助手配合默契，可大大缩短救治时间，提高危重患者抢救成功率（图 5.21）。

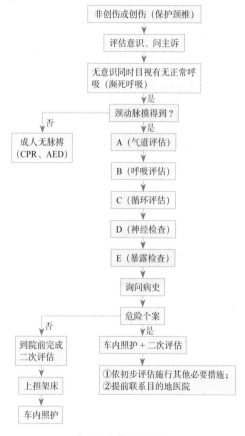

图 5.21 初次评估流程图

第二节
二次评估

　　非危重个案的二次评估应在现场执行，而危重个案的二次评估原则上应在救护车上实施，若时间允许，也可以在现场执行。二次评估一般按 SHE 的规则执行：S（vital signs，生命体征）、H（history，病史）、E（examination，体格检查）。

一、生命体征评估

　　意识、呼吸、脉搏、血压、瞳孔、体温、肤色和血糖，这 8 大生命体征是人体最重要的诊断依据，占有同等的地位（图 5.22 和图 5.23）。

　　危重个案（详见第五章第三节）每 5 分钟进行一次生命体征评估、使用正压通气的患者应每 2 分钟进行生命体征评估，并在此期间注意濒死征象的发生。因为危急个案有较高的可能性发生院前心跳停止，故急救员在现场或车上处置此类个案的同时，须更加注意濒死征象的发生，以尽早开始必要的急救。

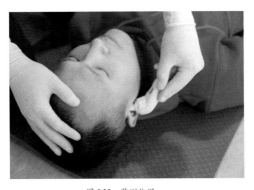

图 5.22　监测体温

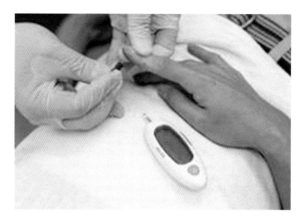

图 5.23   检测血糖

二、病史采集

由于先进的诊断仪器不断问世，人们对病史与体征愈来愈不重视，但病史与体征永远是疾病诊断的重要基石。在院前没有各种诊断仪器的时候，现场收集病史和体征，及时判断病情，评估是否是危重患者尤为重要。但在收集病史和体征时，存在急救人员与患者两方面的问题，急救人员方面是院前环境条件差，时间紧任务重，没有时间精雕细刻，开始可能只有一个大体概念；患者方面是起病急，情绪紧张，不能详尽、仔细地叙述病史，对意识不清的患者，每个家属叙述亦不尽相同，所以必须反复询问、反复查看，特别是诊断不清的患者。到达现场时除自我介绍外，现场病史的询问首先了解创伤的机制（如受伤的原因、坠落的高度、车速、车体凹陷或破坏等），应在创伤机制收集完整后，再开始病史的询问，并注意是否符合危重患者的指征。

若患者清醒，应询问患者"哪里不舒服？"评估呼吸道及呼吸状况。若患者无回应，应询问家属或旁人"刚刚发生什么事情?"以了解其求救原因,并根据其求救原因(如交通事故、头部外伤、肢体外伤、烧烫伤、呼吸心跳停止、呼吸困难、胸痛或癫痫,等等)给予适当处置,至于病史询问,可包括现病史。可依循"主诉之前吃过药敏感"的口诀记忆病史采集要点。

(1)主诉:主诉是伤病员自己的描述,昏迷者可由旁人代述。院前要抓住疾病的主要表现,例如疼痛、口渴、发热、发冷、恶心、麻痹、无力等,除哪里不舒服外,应再询问怎么不舒服及不舒服有多久?注意主要症状发生的时间,这有利于对病情程度的评估。

(2)之前:求救之前在做什么事?发生了什么事情?

(3)吃:最近一次进食的时间?

(4)过:过去病史?弄清楚伤者既往或现在患有什么疾病,以便能准确判断病情。从伤者身上寻找得到的病史资料,例如药品、复诊本或病历资料等。

(5)药:平时有无长期服用何种药物?长期注射何种药物?

(6)敏:有无对食物或药物等过敏的病史?

(7)感:除主诉外还有其他不舒服吗?

在询问病史的同时,即要通过视觉、听觉和嗅觉发现伤病员的阳性体征。如通过视觉可发现患者的肢体变形、肿胀、嘴唇发绀、外出血、皮肤上的针孔、皮下瘀血、不正常的胸部起伏、痛苦的表情、出汗、肌肉痉挛等;通过听觉可发现患者的呻吟、骨折的摩擦声、不正常的呼吸等;通过嗅觉可发现酒精气味、丙酮气味、尿失禁等。这些发现对正确评估病情将起到很大的作用。

病史应在初步评估的同时询问,但不可影响评估及处置的进行,应在彼此合作下完成初步评估及病史询问。无论伤病员的病情如何,对伤病员的评估过程和方法大致是相同的。但对危重伤病员来说,常常需要一边评估一边进行抢救和处理。先处理可能危害患者生命的情况,特别是心跳呼吸骤停的患者。只有在威胁患者的因素解除后,才能进行详细检查及处理其他情况。

三、体格检查

评估昏迷指数（GCS），比较两侧上肢和下肢的感觉和运动功能，气管是否偏移，颈静脉是否怒张，呼吸时胸部起伏是否对称和听诊两侧肺音，腹部是否有肿胀和触诊是否有压痛，是否解黑便，上肢或下肢是否水肿或浮肿，皮肤是否有红疹或紫斑等，但应先从与伤病患主诉相关的部位施行身体检查。

1. 头部体征

(1) 口：口唇有无发绀，口腔内有无呕吐物、血液、食物或脱落的牙齿。如发现牙齿脱落或安装有假牙要及时清除。观察口唇色泽及有无破损，有无因误服腐蚀性液体致口唇烧伤或色泽改变。经口呼吸者，观察呼吸的频率、幅度、有无呼吸阻力或异味。

(2) 鼻：鼻腔是否通畅，有无呼吸气流，有无血液或脑脊液自鼻孔流出，鼻骨是否完整或变形。

(3) 眼：观察眼球表面及晶状体有无出血、充血，视物是否清楚等。

(4) 耳：耳道中有无异物，听力如何，有无液体流出，是血性的还是清亮的，耳廓是否完整。

(5) 面部：面色是否苍白或潮红，有无大汗。

(6) 头颅骨：是否完整，有无血肿或凹陷。

2. 颈部体征　轻柔地检查颈前部有无损伤、出血、血肿，颈后部有无压痛点。触摸颈动脉，检查脉搏的强弱和脉律，注意有无颈椎损伤。

3. 脊柱体征　主要是对创伤患者，在未确定是否存在脊髓损伤的情况下，切不可盲目搬动患者。检查时，用手平伸向患者后背，自上向下触摸，检查有无肿胀或形状异常。对神志不清者，如确认患者无脊髓损伤或非创伤性急症，急救人员应把患者放置在侧卧位，这种体位能使患者被动放松并保持呼吸道通畅。

4. 胸部体征　检查锁骨，有无异常隆起或变形，在其上稍施压力，观察有无压痛，以确定有无骨折并定位。检查胸部，观察患者在吸气时两侧胸廓起伏是否对称；胸部有无创伤、出血或畸形。双手平开轻轻在胸部两侧施加压力，检查有无肋骨骨折。听诊两侧肺音是否对称。

5. 腹部体征　观察腹壁有无创伤、出血或畸形；腹壁有无压痛或肌紧张；确定可能受到损伤的脏器及范围。

6. 骨盆体征　两手分别放在患者髋部两侧，轻轻施加压力，检查有无疼痛或骨折。观察外生殖器有无明显损伤。

7. 四肢体征

(1) 上肢：检查上臂、前臂及手部有无异常形态、肿胀或压痛。如患者神志清醒，能配合体检者，可以让患者自己活动手指及前臂；检查推力和皮肤感觉，并注意肢端、甲床血液循环状况。

(2) 下肢：用双手在患者双下肢同时进行检查，两侧相互对照，看有无变形或肿胀，但不要抬起患者的下肢。检查足背动脉搏动情况，患者的足能否有力地抵住检查者的手（图5.24），检查脸及头部是否有伤口或对称；检查耳朵及鼻孔是否流清澈液或血水。

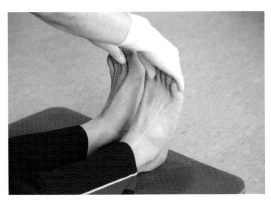

图 5.24　足部力量评估

对急症患者首先是掌握生命体征，因为突发的急症病情是不稳定的，可能是致命性的，确定诊断固然重要，但往往在未确诊前，生命指征已有变化，所以应先救命后治病，一边稳定生命指征，一边确定诊断（图5.25）。院前急救人员应把掌握生命指征放在首位。

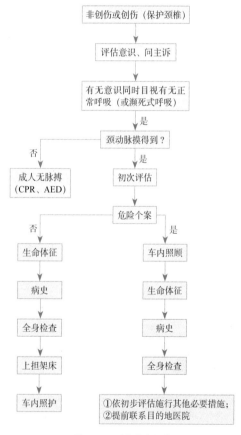

图 5.25　二次评估流程图

第三节

危重个案评估

对于符合以下情况的伤病患，判定为危重个案，应优先处置和后送。

一、生命体征

（1）意识不清（GCS<13 分）；

（2）呼吸每分钟 ≥ 30 次或 <10 次；

（3）脉搏每分钟 ≥ 150 次或 <50 次；

（4）收缩压 ≥ 220 mmHg 和（或）舒张压 ≥ 130 mmHg，收缩压 < 90 mmHg；

（5）微血管充盈时间 ≥ 2 秒；

（6）体温 ≥ 40℃或 <32℃；

（7）SPO$_2$<90%；

（8）血糖值 <3 mmol/L（或显示 low）或 ≥ 28 mmol/L（或显示 high）；

（9）发绀征象。

二、受伤情况

（1）烧烫伤：二度烧烫伤面积 ≥ 18% 或三度烧烫伤面积 ≥ 10%，或颜面部、会阴部及吸入性烧烫伤（详见第七章第三节）；

（2）大量皮下气肿；

（3）腕关节或踝关节以上离断伤、大而深的创口；

（4）头、颈、胸、腹部穿刺伤或开放伤；

（5）严重骨折：2 处（含）以上长骨骨折（四肢）、连枷胸、骨盆骨折、开放性或凹陷性颅骨骨折；

(6) 脑组织或内脏外露；

(7) 头部或脊柱外伤合并肢体瘫痪；

(8) 长骨开放性骨折（四肢）。

三、特殊损伤

(1) 高处坠落伤（两层楼高或儿童自身身高 2 倍以上坠落伤）；

(2) 受困时间超过 20 分钟；

(3) 高能量撞击伤（汽车车速 ≥ 50 km/h，同车有人死亡，被弹出车外，行人或非机动车骑手被高速汽车撞击或碾压伤）；

(4) 爆炸伤。

四、特殊病患及状况

(1) 脑血管意外（中风）；

(2) 胸痛；

(3) 突然或近期昏迷；

(4) 抽搐不止；

(5) 中毒可能危及生命；

(6) 急产；

(7) 情况异常或不稳定的婴幼儿；

(8) 有毒虫蛇类咬伤。

第四节

车内照护

"车内照护"是指将伤病患送上救护车后，至送达医院前期间的处置（图 5.26）。目前国内多数救护车配置有专业医务人员和急救设备，EMT 人员可参照第五章第五节"到院后伤病患的交接"提前移交伤患。

（1）驾驶员：当伤病患上救护车后，驾驶员可协助测量生命体征，若有使用氧气，将导管接至车载氧气上，并确认后座的 EMT 无需其他协助后，再迅速驶离现场。

（2）救护员：应接着现场的处理，完成必要处置及二次评估，并随时注意患者变化，尤其是危急个案可能出现的濒死征象。

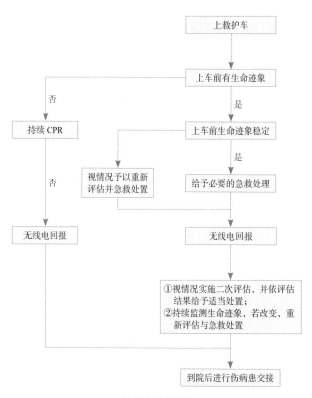

图 5.26　车内照护

第五节

到院后伤病患的交接

到达医院后至医护人员检伤交接前，患者仍是属于 EMT 照护的范畴。

现场重要讯息，如重要病史、评估处置或严重创伤机制，在检伤交接时，应主动告知医护人员。

交接记忆口诀"病人要史已前到"

(1) "病人"：病人的基本信息。

(2) "要"：主要诉求。

(3) "史"：本次疾病的发病情况、过敏史、既往史等。

(4) "已"已做过什么处理。

(5) "前"：目前的状况。

(6) "到"：多长时间到达。

救护人员在现场处置伤病患的医疗废弃物（如纱布、手套等），需要单独放在感染性垃圾袋里，避免丢弃在救护现场，抵达医院后，将医疗废弃物丢在医院内固定的处置室内，若无污染垃圾，应分类处置（图 5.27）。

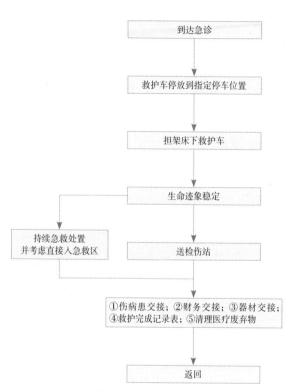

图 5.27 到院后伤病患的交接

第六章
常用救护技能

第一节
止血、包扎、止血带使用

一、止血

成人血容量占体重的 8%，约 4 000~5 000 ml。失血量达总血量小于 5%~10%（200~400 ml），可自行代偿；大于 20%（800~1 000 ml），面色苍白、冷汗、四肢湿冷；大于 40%（2 000 ml）时，可危及生命。血液从血管或心脏内流出至组织间隙或体腔内者，称为内出血；血液流向体表者称为外出血。发生外伤后，如无体表出血但有生命体征重大改变者应警惕胸腹部闭合性损伤（尤其是肝脾破裂）可能。鉴于内出血处理主要在于院内救治，本章主要讨论外出血内容。院外急救止血方法有多种，可以根据具体情况，随机应变，选择适合的止血方法，从而达到有效止血的目的。

1. 静脉出血和动脉出血

（1）静脉出血：颜色暗红，相对缓慢流出。

（2）动脉出血：颜色鲜红，往往呈喷射状。

2. 止血材料

包括创可贴、绷带、无菌纱布、无菌棉垫、三角巾。紧急情况下可以就地取材，使用清洁的毛巾、手绢、布料、衣物等。

3. 止血方法

（1）指压动脉点止血法

1）适用于头、颜面部和四肢部位大出血。

2）方法：用手指压迫伤口近心端，将中等或较大的动脉压迫在骨的浅面，阻断血液流通。

3）缺点：只能减少出血量，且止血时间短暂，尤其对动脉损伤出血，不可能达到完全止血，应视情况改用其他止血方法。

4）一侧头额颞部出血——颞（浅）动脉（图6.1）；前臂出血——肱动脉（图6.2）；下肢出血——股动脉（图6.3）。

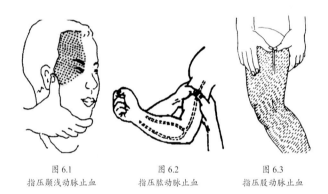

图 6.1
指压颞浅动脉止血

图 6.2
指压肱动脉止血

图 6.3
指压股动脉止血

（2）加压包扎止血法

1）适用于静脉出血、毛细血管出血，动脉出血配合其他止血方法使用，是一种比较可靠的非手术止血法。

2）方法：伤口用无菌敷料覆盖压迫后，再用厚纱布、三角巾等加压包扎，包扎范围应比伤口稍大（图6.4）。伤口应尽量清洁，包扎应注意松紧度。如在四肢可抬高肢体。如果没有无菌敷料时，可用清洁毛巾、布料替代。

（3）填塞止血法

1）适用于颈部或臀部较深或伴有大的动脉、静脉严重出血伤口（如大的撕裂伤），还可用于不能采用指压止血法或止血带止血法的出血部位（图6.5）。

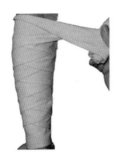
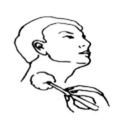

图 6.4   加压包扎止血法   图 6.5   填塞止血法

2) 止血方法：用消毒纱布将伤口填满，上面盖消毒纱布，再放棉垫，进行加压包扎（图 6.2）。松紧以刚好达到止血目的为宜。

3) 缺点：止血不甚彻底且容易增加感染机会，注意记录充填物数量，避免取出时遗留在伤口内。

二、包扎

(1) 目的：止血、保护伤口、防止感染、固定。

(2) 原则：先清洗后包扎，用无菌敷料覆盖，由远端向近端包扎，减少肿胀，露出肢体末端，观察血液循环，切勿包扎太紧。

(3) 要求：轻、快、准、牢；先盖后包。

(4) 不要：触摸、上药、拔除、回纳。

(5) 材料：绷带、三角巾、就地取材。

(6) 强调：绷带和三角巾不能直接接触伤口，伤口上一定要先盖上敷料（消毒纱布）再作绷带或三角巾包扎。

(7) 绷带包扎方法分为：环形包扎、螺旋包扎、螺旋反折包扎、"人"或"8"字形包扎（主要适用于手足背部近关节或关节处外伤）、回返包扎（图 6.6 和图 6.7）。

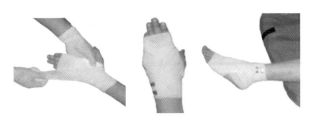

图 6.6　"人"字形包扎

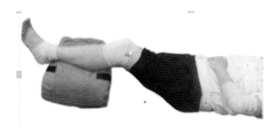

图 6.7　膝、踝关节"8"字形包扎

（8）三角巾包扎按照部位分为：头部、眼部、胸部、肩部、腹部、手足部等三角巾包扎。包扎注意事项：①患者采取舒适的体位；②敷料覆盖伤口，超过伤口周边 3 cm，出血量多再加敷料；③严重者密切观察意识、呼吸、循环体征。

三、止血带使用

常用止血带有充气式止血带（图6.8）、CAT 止血带（combat application tourniquet，战斗专用止血带）（图6.9）等，也可采用三角巾条带状绞紧代替止血带使用（图6.10）。

止血带使用注意事项：

（1）快：动作快，抢时间。

（2）准：看准出血点，准确包好止血带。

（3）垫：垫上垫子，不要直接扎在皮肤上。

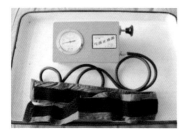

图 6.8 充气式止血带

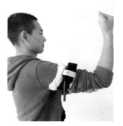

图 6.9 CAT 止血带止血

图 6.10 三角巾条带状绞紧止血

（4）上：上肢扎在上臂上 1/3 处、下肢扎在大腿中上部。

（5）适：松紧适宜。

（6）标：注明日期、时间精确到分钟。

（7）放：每隔 40~50 分钟放松止血带一次，每次 3~5 分钟，放止血带要缓慢，并用指压代替止血。

（8）忌：禁忌使用尼龙绳、电线、铁丝等，防止损伤血管和神经，造成组织坏死。

四、固定

（1）目的：①固定敷料、夹板、受伤部位；②保护伤口、减少感染和再受伤；③支托伤部，使伤部舒适安全；④局部加压，帮助止血；⑤亦可预防或减轻局部的肿胀、矫正身体某一部位的畸形、保暖。

（2）材料：木制、塑料、铝制夹板；负压气垫；三角巾；其他材料：颈托、脊柱马夹、托马氏架等。

（3）强调：木制夹板固定四肢时夹板长度必须比伤肢所处的两个关节长，上三道固定带。高速公路司机发生车祸应使用颈托和脊柱马甲固定后再将伤员自驾驶室移出。

第二节

搬运和护送

一、搬运

搬运分为徒手搬运和器械搬运两种。

1. 徒手搬运法

徒手搬运不需要任何器材，主要用于环境不安全和一些狭小空间威胁患者生命安全时。

（1）单人背法：主要用于意识清醒的患者。伤员前胸紧贴操作者后背，双手交叉位于操作者胸前，操作者托住伤员大腿并抓紧其腕部（图6.11）。

（2）单人抱法：主要用于体重较轻及意识不清的患者。将伤员一上肢搭在自己的肩上，然后一手抱伤员的腰，另一手肘托起大腿，手掌部托其臀部（图6.12）。

（3）双人拉车式：适用于非脊柱伤者。一人托住患者的双腋下，另一人托住伤员的双下肢（图6.13）。

（4）双人抬轿式：适用于脊柱无损伤，意识清醒患者。两位施救者右手抓牢左手腕，用左手分别抓住对方的右手腕，形成轿椅。患者坐上后，两手抓牢施救者肩膀（图6.14）。

（5）多人平托法：适用于怀疑脊柱伤。几个人分别托其颈、胸、腰、臀部、腿（图6.15）。

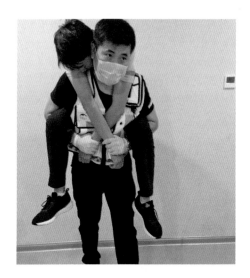

图 6.11　单人背法

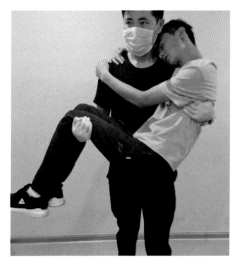

图 6.12　单人抱法

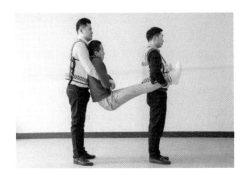

图 6.13 双人拉车式

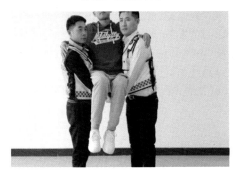

图 6.14 双人抬轿式

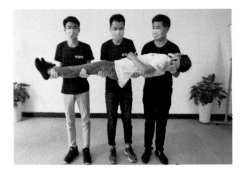

图 6.15 三人平托

（6）拖行法：现场环境危险，搬运路程近。采用毛毯、衣服、床单腋下拖行。

（7）爬行搬运：将伤病员双手交叉用布料捆绑于胸前，救护员骑跨于伤病员躯干两侧，将伤病员捆绑的双手套于救护员的颈部，使伤病员的头颈肩部离开地面，救护员爬行前进。

2. 器械搬运

器械搬运是指用担架（包括软担架）、轮式担架等搬运器械或者就地利用床单、被套、椅子、木板等作为搬运工具的一种搬运方法。适用于长距离搬运、意识不清、脊柱受伤、肢体骨折或危重伤员。

（1）担架搬运是目前急救最常用的搬运方法，对不同的伤员要采取不同的体位，原则就是患者感觉最舒适的体位，往往就是患者的保护性体位。伤员到担架上后要系好安全带，防止翻落，上下楼时要保持头高脚低位。

（2）医用轮椅：适用于心力衰竭、呼吸困难不能平卧的患者。

（3）铲式担架：适用于脊柱、四肢骨折，不能翻动的患者。

（4）脊柱板：适用于脊柱损伤，须与颈托、头部固定器及约束带等同时使用（图6.16）。

搬运注意事项：

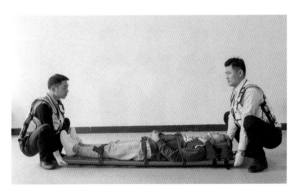

图 6.16 脊柱板搬运法

（1）先评估、再搬运：先评估患者的病情，根据不同病情采用不同的器材搬运。在人员、器材未准备好时，切勿随意搬动，对骨折患者，先固定再搬运。

（2）勤观察、保畅通：密切观察患者的病情，注意生命体征的变化，保持呼吸道畅通。

（3）听口令、注意腰：搬运时往往多人，为了能做到动作协调一致，可采用数数的办法让所有搬运人员明白每个动作。搬运者先蹲下，保持腰部挺直，利用大腿的肌肉力量把伤病员抬起，避免弯腰时直接用腰部薄弱的腰肌，引起腰伤。

二、护送

伤员后送的原则是"就近、就急、就能力"，快速送往附近有能力救治相关伤病的急救中心。在现代救援系统中的伤员后送运输工具中，救护车不再是唯一的工具，救护直升机、救护艇、救援船，已经形成"海-陆-空"三位一体立体转运救护网。它们不仅仅是运输工具，因配备了医生，抢救药品、监护仪、除颤仪、呼吸机等，已成为移动的监护室。

（1）陆地转运：是我国伤员的主要转运方式，转运工具主要是救护车，当然在灾害发生转运大批量伤员时，还有卫生专列。伤员的转运不仅要保障运输问题，更重要的是安全问题。转运过程中应具备全程血流动力学监护和有效的生命支持技术，能及时发现生命体征的变化，及时处理。

（2）空中转运：主要是医疗直升机和固定翼飞机。具有速度快、机动灵活、舒适安全等优点。可缩短后送时间和提高后送效率，尤其适用于偏远山区、岛屿、交通堵塞、道路中断等救护车不可能完成转运任务的情况。

（3）水上转运：用于海上、江河湖泊的船只、岛屿发生灾难时。转运工具包括救护艇等船只，其影响因素显著多于陆地和空中转运，如受水域、人文、气象、地理的影响。

第三节

气管插管

本流程仅限 EMTP 或医务人员操作。

虽然气管插管与其他人工气道处理方法（如 Laryngeal mask airway，LMA 喉罩）在许多状况下急救成效类似，但在某些情形下（例如咽喉水肿、上呼吸道阻塞等）仍是患者气道处理的最佳方式。

现场气管插管应特别注意 3 件事：①勿影响 CPR 质量；②插管后必须确认导管位置在气管内位置正确；③搬运过程勿造成导管移位。

符合下列适应证时，即建议使用本流程（图 6.17）：

（1）心肺功能停止，或呼吸停止。

（2）"意识不清"，无法保持气道通畅，且血氧饱和度经 BVM 正压通气后未达到 85%，且有休克症状或濒死样呼吸者。

（3）上呼吸道阻塞。

（4）吸痰，为气管支气管清洁卫生。

（5）为连接侵入性机械通气（呼吸器）。

禁忌证：

（1）明确死亡。

（2）重病末期病患已预立"不施行心肺复苏"意愿书。

注意事项：

（1）尝试气管插管，至多 1 次，插管失败，改施行喉罩呼吸道 LMA 置入。

（2）插管时间应小于 30 秒。

（3）插管之间或插管失败后应给予简易呼吸器（苏醒球，bag-valve-mask）正压通气给氧。

（4）插管后，应评估确认气管插管的位置正确，包括初级确认及次级确认技术两种技术。初级确认：插管时看到声带并从中插入，用听诊器确认 5 点位置（双侧肺尖、双侧肺底、胃泡区），两侧胸部有扩张，导管内管有水汽；次级确认：使用二氧化碳图（capnography）或使用食管侦测器（esophageal detection device，EDD）。

（5）移动患者后、运送患者途中及到院后，应再次评估气管导管位置是否在气管内。

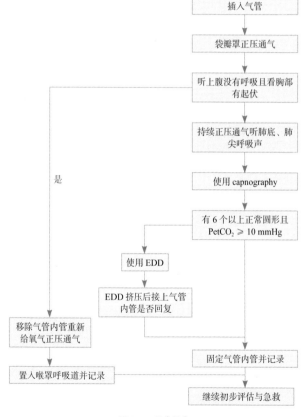

图 6.17 气管插管

第四节

异物梗阻

1岁以上清醒患者的主诉："气道被食物或异物噎住了，无法呼吸！"即建议使用本流程（图6.18）。

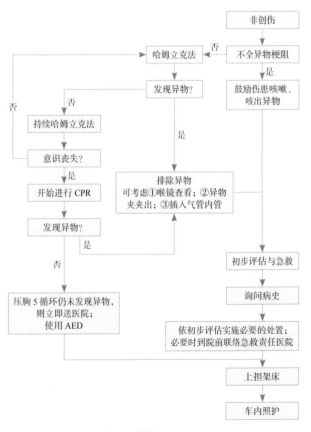

图 6.18 异物梗阻

在明显因异物梗塞造成的医院外心搏停止（out-of-hospital cardiac arrest，OHCA），于异物排除前 EMT 不可放置 LMA。

准备 CPR 及准备使用自动体外除颤器（automated external defibrillator，AED）。

第五节
成人心肺复苏及 AED 使用

无脉搏的急救首选的是高质量的 CPR：用力压、快快压、胸回弹、莫中断、勿过度换气。

急救过程中，考虑检查可逆原因，例如 "5H5T"：①低血容，hypovolemia；②低血氧，hypoxia；③高碳酸血症，hypercapnia；④低 / 高血钾，hypo/ hyperkalemia；⑤低体温，hypothermia；⑥张力性气胸，tension pneumothorax；⑦冠状动脉栓塞，coronary thrombosis；⑧肺栓塞，pulmonary thrombosis；⑨心脏压塞，cardiac tamponade；⑩中毒，toxins。

双人救护时，现场 EMT2/EMTP 应依流程进度，了解双方目前行为并充分沟通后决策，以形成密切协作的急救团队。

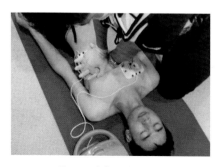

图 6.19 胸外心脏按压位置

对于成人与青少年、儿童、婴儿，心肺复苏稍有差异，请参考 2015 版美国心脏病学会（American Heart Association, AHA）高质量心肺复苏指南（图 6.20 和图 6.21）

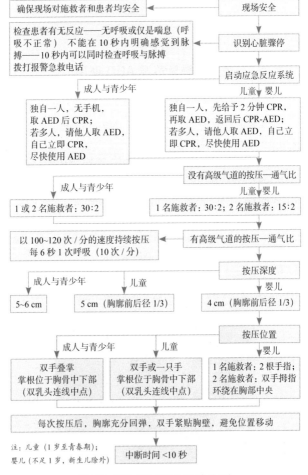

图 6.20　2015 AHA 高质量心肺复苏指南

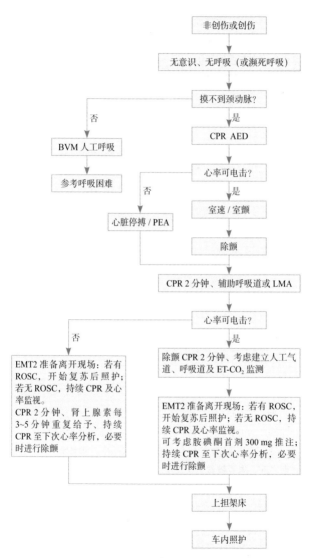

图 6.21 成人心肺复苏及 AED 使用

虽然不同厂家设计的 AED 会有一些不同，但所有 AED 都是具有语音提示的功能，所以打开开关之后，按照 AED 的语音提示进行后续的操作。

AED 使用基本流程（图 6.22）：

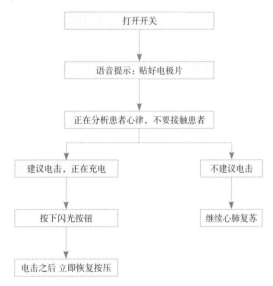

图 6.22 AED 的使用方法

请注意：

(1) AED 的电极片在专业人员到来之前都不要取下来。

(2) 关掉 AED 的权利不在普通人手中，即使在专业人员到来之前，患者被救活，AED 也不能关机。

(3) AED 分析和电击的时候，不能有任何人接触患者，分析时接触会干扰分析结果，电击时接触会伤及救援人员。

(4) 如果 AED 分析之后不建议电击，应该立刻恢复胸外心脏按压，等待下一次分析，只有患者有反应了，才可停止心肺复苏。

第七章
常见伤情处理

第一节
内科常见伤情处理

一、哮喘

主诉"哮喘"的病患建议使用本流程；初步评估呼吸 ≥ 30 次 / 分，<10 次 / 分或 SPO$_2$<90%，亦建议使用本流程（图 7.1）。

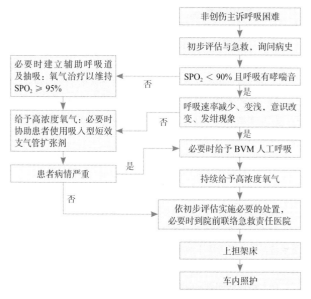

图 7.1 哮喘处理流程图

常见呼吸困难的原因，包括呼吸道异物梗阻、气喘、慢性阻塞性肺病（chronic obstructive pulmonary disease，COPD）、肺炎、肺栓塞、肺积水、肿瘤、高碳酸血症、中毒、中枢神经疾病、过度换气或胸部外伤等。

在到院前清楚区分这些疾病，并非 EMT 的工作，但是应用各种方式以维持患者"适当的血氧饱和度"，却是 EMT 重要的责任。这些方式包括：各种给氧方式（鼻管、面罩、BVM）、协助患者使用气雾剂类平喘药物、辅助药物、辅助通气道或高级通气道。

不论创伤或非创伤患者，当患者发生休克时，通常呼吸也会接着出问题，EMT 应密切观察、反复评估是否需要提升呼吸处理等级。

二、意识改变

若病患意识不清（GCS<15）或送达医院前意识变差，建议使用本流程（图 7.2）。

主要导致意识改变的原因及处理，在到院前常见的有：

（1）濒死征象或心搏停止（根据"心肺复苏术"处理）；

（2）无适当呼吸导致体内缺氧或二氧化碳累积（根据"哮喘"处理）；

（3）卒中[根据"脑血管意外（卒中）"处理]；

（4）抽搐发作后的意识模糊状态（根据"抽搐"处理）；

（5）中毒及毒药物过量（根据"中毒及药物过量"处理）；

（6）头部外伤（根据"头部创伤"处理）；

（7）低血容量休克：任何原因引起的组织灌流不足，应给予输液治疗，可考虑下肢抬高处理。若为创伤伤者应注意止血、包扎、固定；

（8）糖尿病问题：应测量血糖值。

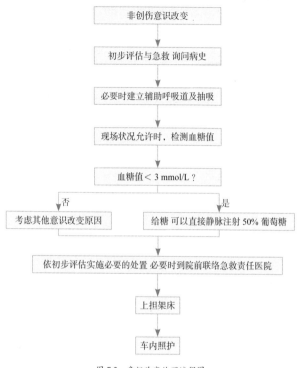

图 7.2　意识改变处理流程图

三、抽搐

主诉"癫痫、抽搐，或'羊癫疯'"发作的患者，建议使用本流程（图 7.3）。

病患若发生"癫痫持续状态"(status epilepticus) 将危及生命，EMT 发现时应立刻请求支援。癫痫持续状态的定义：当病患连续抽搐超过 5 分钟，或在 5 分钟内有 2 次发作且意识未能恢复。此时需紧急处置，以免产生后续严重的并发症，如脑部缺氧严重受损、横纹肌溶解、代谢性酸中毒、肺水肿、继发性创伤等。

抽搐发作的环境若可能导致相关创伤，EMT 应根据创伤流程处理。

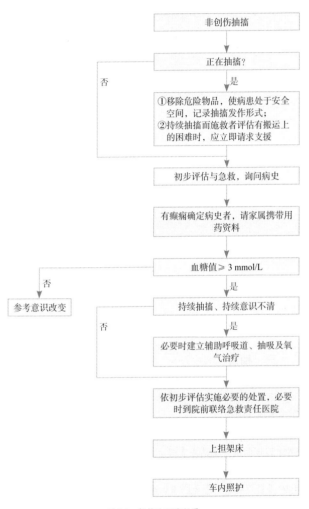

图 7.3　抽搐处理流程图

四、过敏反应及过敏性休克

主诉因食物、药物、动物或植物作用导致过敏症状（如恶心、呕吐、喘、流鼻涕、流泪、腹泻、腹痛、焦虑、头晕、头痛、晕厥、抽搐、昏迷、荨麻疹或血管性水肿等）的患者，建议使用本流程（图7.4）。

过敏性休克：因过敏导致全身血管扩张并致血压下降、咽喉水肿，而引发循环与呼吸衰竭，若不及时治疗，将快速导致死亡。

给予高浓度的氧气使 $SPO_2 \geqslant 95\%$，考虑使用纯氧面罩。

稳定的患者：表现出轻微的呼吸困难现象，收缩压 $\geqslant 90$ mm/Hg 及正常皮疹表现。

不稳定的患者：表现意识不清、皮肤湿冷，有呼吸功能衰竭，近于呼吸道阻塞（上呼吸道喘鸣音或严重的呼吸窘迫），收缩压 <90 mm/Hg。

快速输注生理盐水，可考虑2条大直径静脉管路输液并予以加压。

考虑给予肾上腺素（1 mg/ml 的 1∶1 000 制剂），若有使用，到院后 EMTP 应主动告知医护人员。救护记录表应详实记载，并交由医疗指导医师核签。注射剂量与方法如下：

（1）成人：0.3 mg 肌内注射。

（2）小儿：0.01 mg/kg（最多 0.3 mg）肌内注射。

（3）若不稳定状况持续存在，应如实纪录并可以每10分钟重复一次上述剂量。

如果病患出现严重的呼吸窘迫，联络在线医疗指挥，考虑实施气管内插管，并以袋瓣罩连接 100% 的氧气给予吸氧。气管内插管的位置必须使用二氧化碳图（capnography）确认。

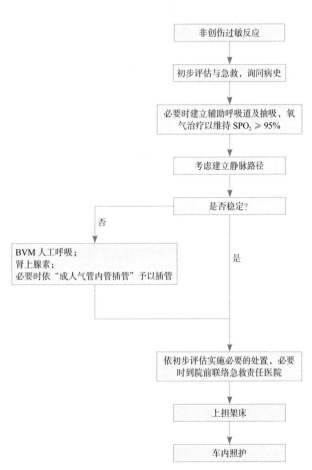

图 7.4 过敏反应及过敏性休克

五、脑血管意外（卒中）

患者意识清醒且病史询问发现有半边肢体无力、口齿不清、步态不稳、头痛或头晕等疑似脑卒中的症状时，建议使用本流程（图7.5）。

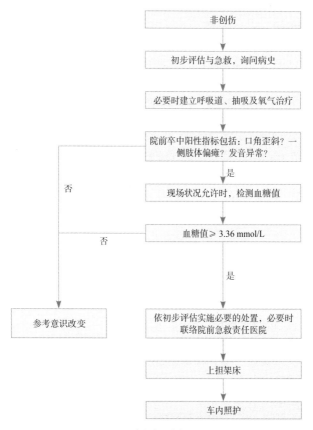

图 7.5 脑血管意外（卒中）处理流程

脑卒中根据病理机制可分为缺血性脑卒中与出血性脑卒中，其临床特征为突发性的中枢神经功能障碍。缺血性脑卒中如果能在治疗"黄金时间"内送至脑卒中中心进行溶栓治疗，患者的预后可以获得明显改善。故此类患者必须确定发作时间，回报急救中心，并护送至脑卒中中心进行治疗，以利患者预后。

卒中病患若意识改变仍可能并存血糖问题或呼吸道无法畅通问题，应一并处理。

目前缺血性脑卒中"黄金时间"一般定义为"卒中发作后3小时"。若疑似脑卒中，应询问症状发生时间是否 <3 小时。若 <3 小时建议送至有能力施行溶栓治疗的医院。某些状况下黄金时间可以延长为 4.5 小时或 6 小时。

患者意识不清（GCS<15）或昏迷而致呼吸道阻塞时（如发出鼾声）应考虑使用口咽或鼻咽等辅助呼吸道。意识不清（GCS<15）且口咽分泌物影响呼吸时应进行抽吸。应维持 $SPO_2 \geqslant 94\%$。

六、胸痛

意识清醒且主诉胸痛／胸闷的患者，建议使用本流程（图7.6）。

经病史询问与患者评估后怀疑为胸痛者，符合危急个案的标准。除根据本流程外，请同时参考危急个案的处置。

危险因素如下：

(1) 稳定性心绞痛：胸部压迫感，可辐射至整个胸部、下巴、上腹部、左侧手臂，休息或舌下含服硝酸甘油（nitroglycerin，NTG）能缓解。

(2) 急性冠脉综合征（acute coronary syndrome，ACS）：症状同心绞痛，休息或舌下含服 NTG 疼痛不能改善。

(3) 家族有心肌梗死去世病史、抽烟、肥胖或患有糖尿病、年龄超过 40 岁，且目前感到胸闷不适。

　　(4) 高龄、糖尿病患者、女性患者可能有不典型症状（包括喘息、上腹痛、冒冷汗、昏厥感等），此类症状应考虑心绞痛。

　　(5) 有心肌梗死病史，目前有胸闷不适感。

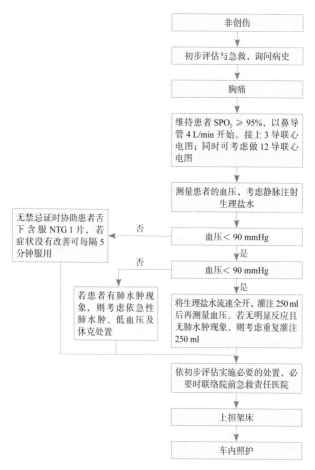

图 7.6　胸痛处理流程图

七、急性肺水肿、低血压及休克

急性肺水肿：患者呈现明显的呼吸急促（可能有胸痛），且合并咳嗽及带有血丝的泡沫样痰液、端坐呼吸、呼吸浅快、发绀、颈静脉怒张，听诊可有哮鸣音等。

休克是指组织灌注不足的现象，临床表现可见：血压降低（收缩压 <90 mmHg）、心率加快（每分钟 >100 次）或脉搏微弱、呼吸变快或变深（疑似代谢性酸中毒）、意识混乱或昏睡、面色苍白、皮肤湿冷或出现紫斑、微血管充盈时间（capillary filling test，CRT）≥ 2 秒、尿量明显减少等。

评估循环血量（或体液）不足，收缩压 ≤ 90 mmHg，可以给予静脉输液。循环血量（或体液）过多的表现，包括端坐呼吸、颈静脉怒张、下肢水肿、听诊肺部有啰音（图 7.7）。

八、心动过速与心动过缓

依据美国心脏病协会（American Heart Association，AHA）中高级心脏生命支持（advanced cardiac life support，ACLS）指引，初步评估检查脉搏每分钟 ≥ 150 次 / 分或 ≤ 50 次 / 分需给予监测与处理。

注意评估"ABC"有没有问题，并评估相关病史及急救器材的准备情况（图 7.8）。

严重危象或症状多为：急性心功能衰竭、休克征象、低血压、缺血性胸痛等症状。

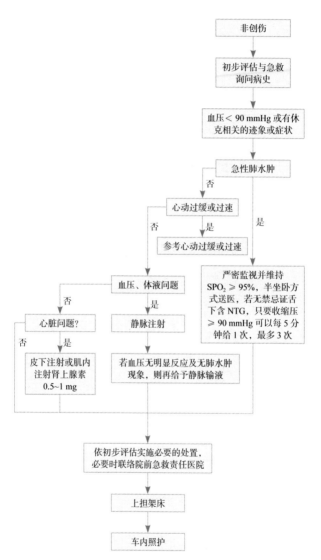

图 7.7 急性肺水肿、低血压及休克处理流程图

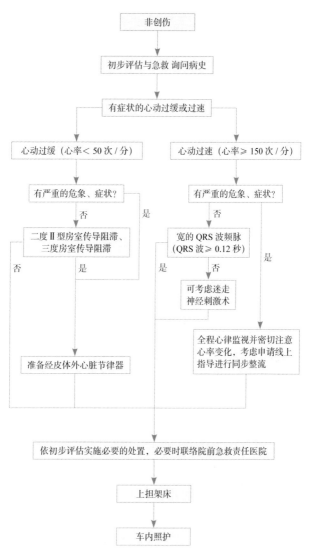

图 7.8　心动过速与心动过缓处理流程图

第二节
外科常见伤情处理

一、头部创伤

头部外伤对脑部的损伤可分为原发性（primary；外力直接造成的脑损伤）和继发性（secondary；脑灌流不足所造成的脑损伤）。后者往往比前者造成更高的死亡率，所以在头部外伤的患者，维持足够的脑部灌流（即避免低血压及低血氧），是EMT 非常重要的任务。若患者状况恶化，可能变得躁动不安或更为昏沉，这可能是脑部灌流不足的征象。大脑缺氧是头部外伤最常见的死因。此时应重新评估呼吸道、换气状况及评估血压等（"ABC"），并予以必要的处置。

单纯头部外伤并不会导致低血容量性休克，但在"儿童"或"并发头皮严重撕裂伤出血"则有可能。若呈现心搏过速或低血压状况，需重新评估是否伴随其他创伤导致低血容量性休克。

EMT 能提供急诊医师的重要信息，包括患者生命体征是否稳定、意识状况变化、转送过程是否恶化或改善。

对于所有头颈部钝伤患者均假设其合并有颈椎创伤。

有关头部外伤所需评估的特殊情况：

（1）受伤机制、撞击力量、是否戴安全帽。

（2）是否丧失意识（时间长短）、意识改变的程度、创伤前后记忆丧失、活动状况。

（3）过去史：药物使用状况、过去是否存在其他疾病、癫痫病史。

有关头部外伤所需观察的特殊事项：

（1）生命体征。

（2）神经学评估：瞳孔大小及光反应、昏迷指数。

(3) 外伤：钝挫伤、擦伤、撕裂伤、耳鼻出血。

头部创伤严重度：

(1) 轻度头部创伤：GCS=13~15 分。

(2) 中度头部创伤：GCS=9~12 分。

(3) 重度头部创伤：GCS < 9 分。

评估呼吸道是否通畅及呼吸状况：给予氧气鼻管或面罩、SPO_2 维持 ≥ 94% 以上。

使用 BVM 给氧治疗头部外伤时，其换气速率同一般急救（每分钟 8~10 次通气），切勿过度换气。因为过度换气虽然会经由血液中 CO_2 浓度下降而使脑血管收缩以降低脑压，却也同时减少了脑部的血流。因此，"轻度过度换气治疗（每分钟 14~16 次通气）"仅能由 EMTP 执行且在备有 $ET\text{-}CO_2$ 监测下因脑疝征象昏迷而插管的患者，因为该状况下脑压已极高且即将导致死亡。"轻度过度换气治疗"的目的是为了维持 $ET\text{-}CO_2$ 35~40 mmHg。

库欣三征象（Cushing's triad）包括血压上升、脉搏变慢、呼吸不规则。此时说明颅内压上升，应小心监视生命体征、GCS 变化及瞳孔对光反射。

脑疝（brian herniation）征象为两侧瞳孔不等大，或两侧同时放大并对光反射消失。此时表示脑干生命中枢受到压迫，患者可能濒死或在车内发生 OHCA。

重度头外伤患者插管条件为：GCS=3 分且血氧无法以 BVM 维持 ≥ 85% 时，经后方医疗团队在线指导同意时可以使用（依成人气管内管插管）。

对耳鼻道出血不需要尝试止血，仅需用干净纱布覆盖防止污染即可。

对于多处创伤、生命体征不稳定或中度头部创伤以上的患者要尽快转送有神经外科手术条件的三级医院或区域内的创伤救治医院（图 7.9）。

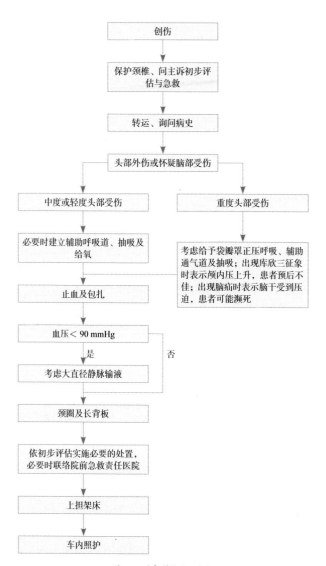

图 7.9 头部创伤处理流程

二、胸部创伤

EMT 到达现场时应立即进行的评估及处置包括维持呼吸道畅通，保护颈椎，给予氧气，评估气管、颈静脉及胸部状况。尽量从受伤机制与伤患评估中，找出危及生命的胸部创伤，并予以适当处置，以避免这类患者在到院前发生心跳停止。

用各种氧气治疗的方式维持 SPO$_2 \geqslant 94\%$，并适当处置后立即送医。

尽可能确认呼吸道阻塞、连枷胸、开放性气胸、大量血胸、张力性气胸及心脏压塞等致命性胸部外伤，给予静脉输液。同时确认受伤机制等信息，联络转送医院（图 7.10）。

立即危及生命的胸部创伤及急救处置：请注意图 7.10 所列 6 种创伤，患者随时可能进入 PEA 而需要 CPR（图 7.11）。

针刺减压法：大直径针头由锁骨正中线及第 2 肋间交叉点，沿着第 3 肋骨上缘，消毒后插入减压，重新评估状况是否改善。

三、腹部创伤

腹部严重创伤是患者死亡的其中一个主因。由于腹、盆腔是人体重要体腔，可以容纳大量的体液或血液，一旦其中的脏器或大血管破损，可在短时间内造成出血性休克而危及生命。

腹部创伤在初期症状可能不明显，也可能因合并头部创伤、休克、酒精或非法药物的影响导致患者意识不清而无法说明，故不可因腹部没有出现外伤，就排除腹部创伤的可能，仍须由现场受伤机制及伤患评估结果来判断（图 7.12）。

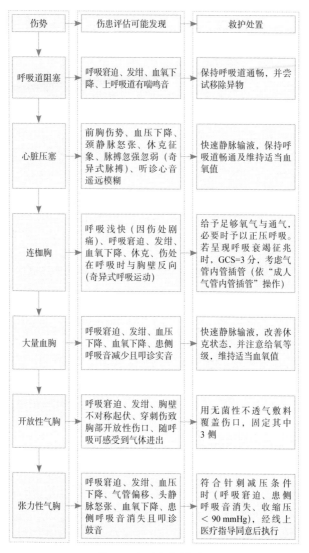

伤势	伤患评估可能发现	救护处置
呼吸道阻塞	呼吸窘迫、发绀、血氧下降、上呼吸道有喘鸣音	保持呼吸道通畅，并尝试移除异物
心脏压塞	前胸伤势、血压下降、颈静脉怒张、休克征象、脉搏忽强忽弱（奇异式脉搏）、听诊心音遥远模糊	快速静脉输液，保持呼吸道畅通及维持适当血氧值
连枷胸	呼吸浅快（因伤处剧痛）、呼吸窘迫、发绀、血氧下降、休克、伤处在呼吸时与胸壁反向（奇异式呼吸运动）	给予足够氧气与通气，必要时予以正压呼吸。若呈现呼吸衰竭征兆时，GCS=3分，考虑气管内管插管（依"成人气管内管插管"操作）
大量血胸	呼吸窘迫、发绀、血压下降、血氧下降、患侧呼吸音减少且叩诊实音	快速静脉输液，改善休克状态，并注意给氧等级，维持适当血氧值
开放性气胸	呼吸窘迫、发绀、胸壁不对称起伏、穿刺伤致胸部开放性伤口、随呼吸可感受到气体进出	用无菌性不透气敷料覆盖伤口，固定其中3侧
张力性气胸	呼吸窘迫、发绀、血压下降、气管偏移、头静脉怒张、血氧下降、患侧呼吸音消失且叩诊鼓音	符合针刺减压条件时（呼吸窘迫、患侧呼吸音消失、收缩压<90 mmHg），经线上医疗指导同意后执行

图 7.10 危及生命的胸部外伤

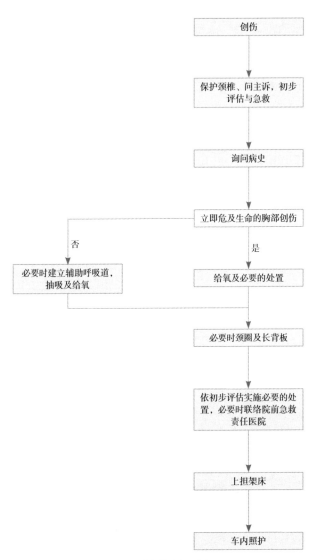

图 7.11 胸部创伤处理流程

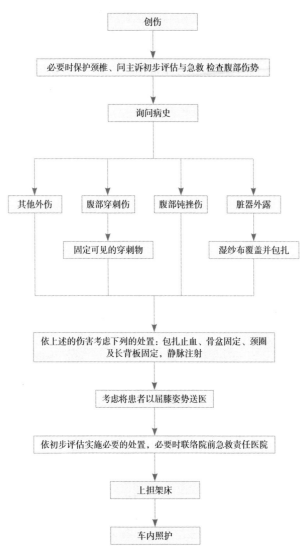

图 7.12 腹部创伤处理流程

如果在腹、盆腔脏器的解剖位置发现有体表的伤势（例如左上腹皮肤有淤青）及触诊时有明显的压痛感或腹部肌肉僵硬（例如左上腹有压痛感或腹部肌肉僵硬），代表下方的脏器很可能受伤（可能有脾脏撕裂伤及内出血）。

可考虑以被单包覆加以固定、骨盆固定器、KED 反穿、大片抽气式负压固定器包覆。

四、脊柱创伤

对所有外伤患者都应怀疑有脊髓损伤，脊髓损伤的症状根据损伤的程度和解剖位置而不同（图 7.13）。患者会主诉脊柱中线疼痛，脊柱检查时有压痛。首先检查时需对四肢的运动和

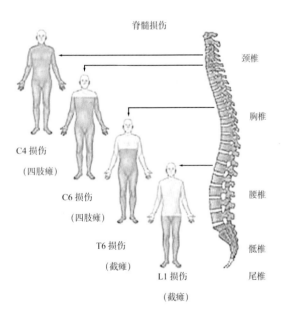

图 7.13　脊髓损伤程度与解剖位置

感觉快速评估并记录，这一点在患者有麻木感觉时尤其重要。出现任何异常，都是应该继续深入检查运动和感觉水平。运动障碍的平面取决于最低层面的肌肉力量在三级时（肢体可以克服地心吸收力，能抬离床面）。感觉障碍的平面取决于有正常感觉的双侧最低皮区（图7.14）。昏迷的伤员不能表达任何运动感觉障碍或脊柱中线疼痛，应该主动发现其他脊髓损伤的表现，包括：腹式呼吸，神经源性休克（心动过缓和低血压），只在锁骨以上有疼痛反应，阴茎持续勃起（经常是部分的），上肢"上举"屈曲姿势等。

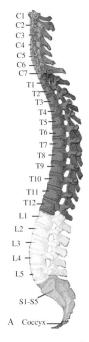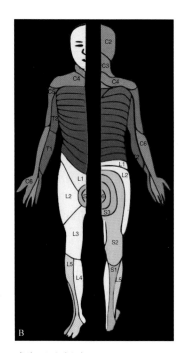

图 7.14 脊神经和皮节分布图

损伤效应取决于脊髓平面（A），皮节指每个脊髓节段神经或者神经根内的感觉神经元所支配的相应皮肤区域（B）

现场处理方法如下：

(1) 防止缺氧：需要积极地处理气道和呼吸，使用高流量吸氧，同时应该早期管理胸部的损伤，必要时监测和通气支持。

(2) 预防低灌注：低血压、心动过缓和外周血管扩张这三联征提示院前急救人员患者发生了神经源性休克。

(3) 限制脊柱更多的移动：在没有即刻危险时，必须小心地稳定患者，并合适地固定。除非遇到阻力，脊髓的基本处理包括将患者移动至中立直线位。脊柱的变形或移动导致疼痛的显著增加。髋部和膝盖可以轻微地屈曲以减少对肌肉、关节和脊柱的压力。

(4) 初始固定：使用手动直线固定。颈托可以减少颈部移动。对于强直性脊柱炎，或生理解剖异常（如颈部粗），若阻碍颈托的使用，不要强制给这些患者使用颈托。在高度疑似严重头部损伤的患者，颈托会阻碍头部的静脉回流，从而增加颅内压。应该只用头部固定器和胶布来固定这些患者。

(5) 脊柱的固定：转运过程中的移动应被最小化，以减少脊柱的进一步机械干扰。固定装置上的头部固定器及约束带与刚性颈托，两者结合使用可有效减少脊柱运动。一些患者不能忍受全脊柱固定，要求使用合适的固定装置。实际上肌肉自然收缩提供的保护远比人工固定物优越得多，患者自我感觉最舒适的姿势可能是对特定损伤固定最好的姿势。

五、肢体创伤

肢体创伤常会造成患者的疼痛与不安，故于搬运前应做好肢体的固定。

为避免患者因持续出血而导致休克，控制可见的外出血是处理肢体创伤最重要的原则，并可考虑必要时予以输液治疗。多处肢体创伤往往由于高能量撞击，故应考虑其合并胸、腹部创伤的可能性（图7.15）。

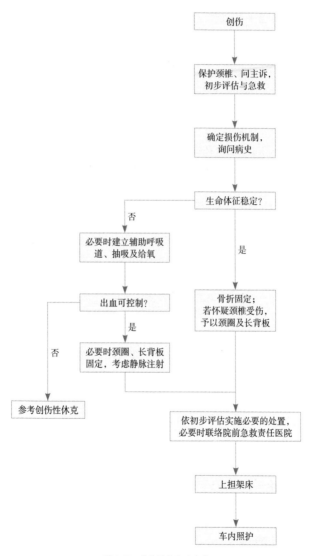

图 7.15　肢体创伤处理流程

生命体征不稳定，是指符合下列其中一项：

(1) GCS<13 分。

(2) 呼吸 ≥ 30 次 / 分或 <10 次 / 分。

(3) 脉搏 ≥ 150 次 / 分或 <50 次 / 分。

(4) 收缩压 <90 mmHg。

(5) SPO$_2$<90%。

(6) 体温 <32℃。

观察肢体是否有局部红肿、变色、变形、撕裂伤、骨头外露或功能丧失。

创伤性截肢：

(1) 固定患肢末端并以干燥无菌的敷料包裹残肢。

(2) 以无菌敷料包裹截肢肢体并浸润于生理盐水中，将其放置在 1 个清洁塑料袋中，绑好后放入另 1 个装有冰的塑料袋中。切勿直接放在冰块上，切勿使用干冰。在第 2 层的塑料袋外标明患者的名字及出生年月日及处置日期时间。

(3) 将患者及其截肢部位肢体一并后送。

(4) 送医时回报评估及已给予处理的过程，并迅速将患者送往合适的医院。

生命体征不稳定的肢体骨折一律以长背板固定，可无需夹板或护木作个别肢体的固定。

六、创伤性休克

EMT 应仔细评估低血压的患者是否处于休克状态，以决定现场最迫切的治疗。创伤性休克患者的院前处置重点为处理可见的外出血，维持适当的通气及输液治疗。输液治疗为休克伤病患的重要处理内容，应于发现有休克征象时，在不影响送医时间下，尽早建立输液。

休克征象：

(1) 心跳加快（≥ 100 次 / 分），脉搏微弱。

（2）呼吸加快。

（3）皮肤湿冷。

（4）意识改变。

（5）血压降低。

（6）脸色苍白。

（7）尿量减少。

（8）代谢性酸中毒。

休克种类（表7.1）：

表 7.1　休克分级及分期

休克分级表	分　　期			
	1	2	3	4
失血量（ml）	0~750	750~1 500	1 500~2 000	>2 000
失血量（100%）	0~15%	15%~30%	30%~40%	>40%
意识	轻微焦虑	轻微焦虑	焦虑/神志不清	神志不清/丧失
呼吸速率（次/分）	12~20	20~30	>30	>30/丧失
心率（次/分）	<100	>100	>120	>140/丧失
血压	正常	正常	降低	降低/丧失
脉搏压	正常或增加	变窄	变窄	变窄
排尿量（ml/h）	>30	20~30	5~15	微小量
输液（3:1法则）	等张溶液	等张溶液	等张溶液及血液	等张溶液及血液

注：1. 输液 3:1 法则：以 3 份的等张溶液补充伤员损失 1 份的血液。例外：①压碎性伤害多量晶质液（>3:1）；②进行中的出血需多量血液（小于 3:1）

2. 本表以 65 kg 成人计算

（1）低容积性休克（hypovolemic shock）：大量外出血（external bleeding）、不可见的内出血（internal bleeding）造成的低容积（图7.16）。

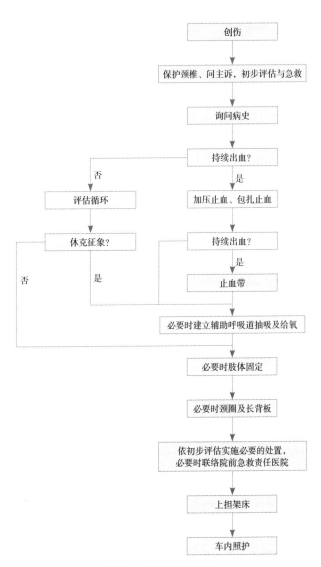

图 7.16 创伤性休克处理流程

（2）心源性休克（cardiogenic shock）：心律不齐、心肌梗死，或心脏瓣膜功能异常，引起心输出量降低，造成组织灌流不足。

（3）分布性休克（distributive shock）：由于血容分布不均所引起的组织灌流不足。

1）神经性休克（neurogenic shock）：由于脊髓损伤，造成神经性反射或血管阻力丧失，造成组织灌流不足。

2）败血性休克（septic shock）：是指罹患败血症（severe sepsis）的伤员，引发全身性发炎反应或凝血异常，造成组织灌流不足。

3）过敏性休克（anaphylactic shock）：过敏原引起嗜碱性细胞和其他白细胞释放出化学物质到血液内，由此引起微血管通透性增加，会导致血管内液体流失，血压下降，造成组织灌流不足。

（4）阻塞性休克（obstructive shock）：心脏输出因受到阻碍，影响心输出量，导致组织灌流不足。如肺动脉栓塞、张力性气胸。

伤员有休克征象时，建议建立 2 条大的静脉路径，给予生理盐水静脉输注。体重 ≥ 40 kg 的成人输液治疗为最初给予 2 000 ml，或维持收缩压 ≥ 90 mmHg。如果患者体重小于 40 kg，则每 kg 体重给予 20 ml 的输液，并重复一次。

第三节

意外伤害

一、烧烫伤处置

颜面烧灼伤或火场救出的意识不清（GCS<15 分）伤员，

EMT 应保持高度怀疑及警觉可能发生窒息，必要时给予固定颈椎（图 7.17）。

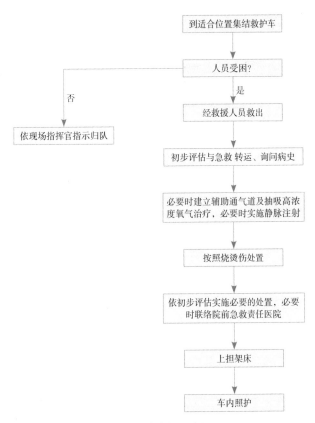

图 7.17　烧烫伤处理流程

浓烟伤害的伤者处理：

（1）密闭空间的烧伤与曾吸入浓烟的伤员，皆应考虑一氧化碳中毒的可能，应给予高浓度氧气，不能因为血氧浓度高，而未给予高浓度氧气治疗。

（2）对于曾吸入浓烟但不愿意就医的伤员，EMT 应向伤员解释病情并说明严重性。

烧烫伤处理：

（1）移除烧烫伤部位的衣物，避免衣物残留的高温继续对皮肤造成伤害。但切勿撕开黏着在皮肤上的衣物。

（2）小范围烧烫伤且不危急的伤员，以生理盐水或常温的清水、矿泉水冲洗（部分酸碱类化学物品不能冲洗），再以生理盐水润湿无菌纱布覆盖患处，以降低温度、减轻疼痛。

（3）大范围烧烫伤，应以大尺寸无菌纱布覆盖患处，并以干净被单覆盖身体，避免低体温（hypothermia）的发生。

大范围烧烫伤伤员的定义：

（1）10~50 岁的伤员一度以上烧烫伤的体表面积 ≥ 18%，其他人 ≥ 10%。

（2）任何年龄的伤员三度烧烫伤的体表面积 ≥ 10%。

（3）以伤员的手掌面的大小（包含手指，且手指并拢）评估不规则、散状的烧烫伤，手掌面的面积约占体表面积的 1%。

（4）危急伤员应尽快送医，送医过程视情况处置患处。

（5）处置过程应尽量以无菌技术操作，切勿弄破水泡，亦不可冰敷患处。

（6）评估并记录伤员烧烫伤的部位、深度和范围。

可考虑建立静脉输液管道（建议于非伤肢建立 2 条大直径的静脉路径），并以乳酸林格液补充输液。可依 Parkland 公式静脉输液（在 24 小时内给予患者 4 ml × 烧烫百分比 × 体重的乳酸林格液；在烧烫伤后的头 8 小时内需给予由计算公式所得的补充液体一半的量，另一半则是在后 16 个小时内给予）。

烫伤伤口的处理重点：局部降温（清水冲洗）、避免污染（降低后续感染）、纱布覆盖（减少神经末梢暴露以减少患者疼痛），以及注意合并的伤势（如吸入性烧灼伤、一氧化碳中毒或其他外伤等）。

吸入性烧灼伤、化学灼伤、电烧伤的伤员，都应送至有 24

小时烧烫伤处理能力的医院处理。

烧烫伤可能造成的伤害：

（1）呼吸道高温伤害：高温吸入将造成气管伤害，导致呼吸道水肿，引发气管阻塞。

（2）浓烟伤害：一氧化碳将阻碍氧气与红细胞结合，而氢化物则降低器官的氧气利用率。浓烟中的其他的化学物质，如二氧化硫、氨等，会侵蚀气管内膜，造成延迟性的肺部损害。

（3）皮肤烧烫伤：常可分为一度的表皮层伤害、二度真皮层伤害及三度的皮下组织伤害。

烧伤深度的定义如下：

（1）一度烧伤：一度烧烫伤只伤及表皮层，不会产生水泡，会有痛感，数日内蜕皮后，疼痛便自然消失。

（2）浅二度烧伤（浅真皮烧伤）：浅真皮烧伤通常伤及乳突状真皮（papillary dermis），伤口会湿、痛并呈粉红色。

（3）深二度烧伤（深真皮烧伤）：深真皮烧伤通常伤及网状真皮（reticular dermis），伤口较干，较不痛。

（4）三度烧伤（全层烧伤）：全层烧伤通常伤及皮下脂肪组织。

烧伤范围根据"九分法"评估如下：

（1）对于 ≥ 16 岁的伤员，快速计算烧伤的体表面积。把身体分成不同区域，每一区域代表身体总表面积的 9%，头与颈部构成 9%，前面的躯干 18%，后面的躯干 18%，每 1 个上肢是 9%，每 1 个下肢是 18%，会阴部 1%。

（2）婴儿的部分，头与颈部构成 18%，躯干前面 18%，躯干后面 18%，每 1 个上肢 9%，每 1 个下肢 13.5%，会阴部 1%。

（3）不规则面积的烧烫伤，可用患者手掌（含合指部分）的面积为 1% 体表面积来估算。

目前多采用中国新九分法和手掌法相结合估计烧伤面积。值得注意的是，儿童因头部较大而下肢较小，因此在估算其头颈部和下肢面积时，应在成人估计的基础上加以校正（表 7.2）。

表 7.2　中国新九分法

部位			占成人体表 (%)	占儿童体表 (%)
头　颈	发　部 面　部 颈　部	3 3 3 } 9	9+（12 −年龄）
双上肢	双 上 臂 双 前 臂 双　手	7 6 5 } 9×2	9×2
躯　干	躯干前 躯干后 会　阴	13 13 1 } 9×3	9×3
双下肢	双　臀 双大腿 双小腿 双　足	5* 21 13 7* } 9×5+1	9×5+1−（12 −年龄）

* 成年女性的臀部和双足各占 6%

二、溺水

　　主诉刚刚"溺水、跳水或落水"的伤病患，建议使用本流程（图 7.18）。如条件许可对于心搏骤停患者，应持续进行心肺复苏（CPR）直到复温后确定死亡或被送到医院。

　　溺水伤病患可能在数小时后才发生呼吸窘迫现象，故即使经初步急救后完全恢复正常，仍须至医院做后续观察。

　　急救过程可能有呕吐物，应适当抽吸以维持呼吸道畅通。

　　必要时给予颈圈及长背板固定，例如因跳水或冲浪而溺水的伤员。

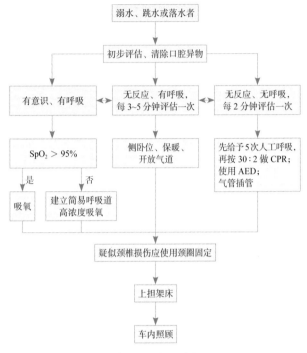

图 7.18 溺水处理流程

三、中毒及药物过量

主诉"吸入毒物不明的气体或药物中毒、过量"时即建议使用本流程（图 7.19）。

若怀疑气体中毒时，应有适当防护装备或由穿着防护装备的人员先行，确认现场环境安全，应于评估患者前打开所有窗户，或将患者移至通风处，同时确认同一屋内有无其他伤病患（参考"现场评估"章节）。

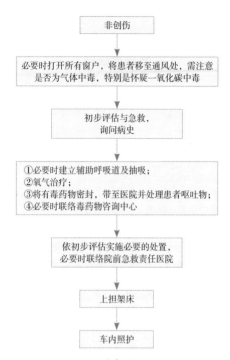

图 7.19 中毒及药物过量

处理患者必须预防自己受到污染。可移除患者受到污染的衣服。可清除皮肤上的污渍及药品。

除常规初步评估与急救外，可使用生理盐水或清水清洗皮肤至少 15 分钟，需注意有些粉状或金属化学物质，不可用水清洗（如禁水性物质：钾、钠、黄磷、生石灰等）。

若怀疑药物中毒，且在 1 小时内发生者，建议以左侧卧位的姿势转运。

若有刺鼻气味，应打开救护车窗户通风。尝试其他延缓有毒药物吸收的方法。小心处理患者呕吐物。

第四节

特殊伤病患

一、院前分娩

怀孕第 38~40 周自然分娩，适用于本程序（图 7.20）。

救护人员在搬运前，注意孕妇是否有 3~5 分钟规律阵痛，经产妇可能随时会分娩，要检查胎头是否有娩出。

先兆临产包括：破水、见红、宫缩。

异常分娩多为脐带脱垂、脐带绕颈或臀位生产。

产妇体位：平卧位、双膝弯曲、两大腿张开姿势。

如有抽搐（参见"抽搐"相关章节），维持呼吸道通畅，保护母亲勿受伤，并给予适当吸氧。

二、新生儿

现场或送医途中经紧急接生或自然娩出的初生儿适用本程序（图 7.21）。

有关新生儿急救与评估，与成人不同，建议以每 30 秒为评估周期。

下列情况需进行急救：早产、羊水有胎粪或感染情形、不会哭闹或没有呼吸、没有良好的肌张力。

正常新生儿是指足月、有呼吸或哭声且有良好肌张力的新生儿。

新生儿心肺复苏术：双手环抱婴儿胸部，两拇指并拢按压或以 1 手 2 指指尖（中指与示指）并拢按压两乳头连线中点正下方胸骨处。下压深度为胸壁厚度的 1/3，每次按压过后手指不能离开胸部，但必须让胸廓回弹原状，按压与放松时间比各

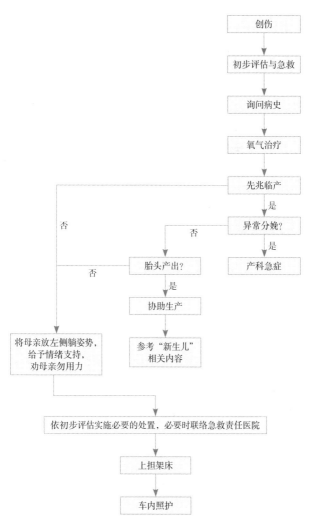

图 7.20 院前分娩处理流程

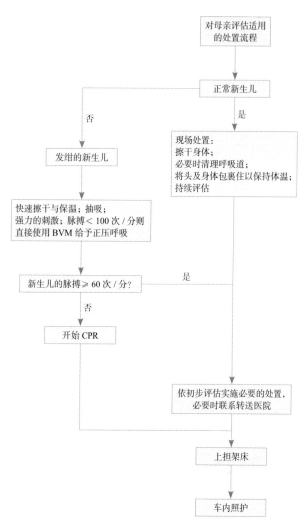

图 7.21 新生儿处理流程

占 50%，按压速度每秒钟 2 次。评估心率 ≥ 60 次 / 分可停止按压，注意继续正压通气，每间隔 30 秒评估心率，若心率 ≥ 100 次 / 分，可停止正压通气，给予氧气治疗，若心率 <60 次 / 分，需要继续 CPR。

无论心跳是否恢复，均应送往医院就诊。

三、儿童意外

本流程适用于 8 岁以下或体重在 25 kg 以下的儿童患者（新生儿除外）（图 7.22）。8 岁以上或目测体重超过 25 kg 的患儿，建议启动成人相关处理程序。

1 岁以上儿童检查颈动脉，1 岁以下儿童检查肱动脉或股动脉。

儿童急救中，若出现心肺功能不足现象，应以提高氧气浓度及改善通气为优先处理目标。

儿童持续心肺功能不足现象包括：低血压 [收缩压低于 (70+2 × 年龄) mmHg]、急性意识改变、休克征象。

四、精神或行为异常

处理精神或行为异常病患（醉酒、自杀、斗殴、精神疾病等）的第一要务是注意自身安全，不要遭到患者的攻击。在接触有攻击或暴力倾向的患者时，务必要求警察帮忙，并注意与患者保持一定距离，不要站在死角，简短快速评估并保持防备等（图 7.23）。

要防止行为异常的患者再次受伤。例如将危险物品（尖锐物、毒药、刀叉等）收拾好，不要让患者有独处机会。

不要在言语上责备或激怒患者，因为语言冲突是攻击行为的前兆。

遇到有明确精神病或疑似精神病患者时，建议使用约束带，强制送往该地区指定的精神病院。

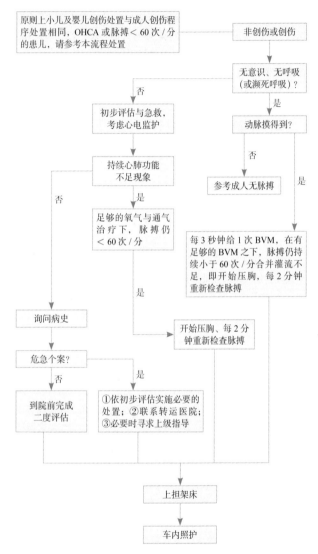

图 7.22 儿童意外通用处理流程

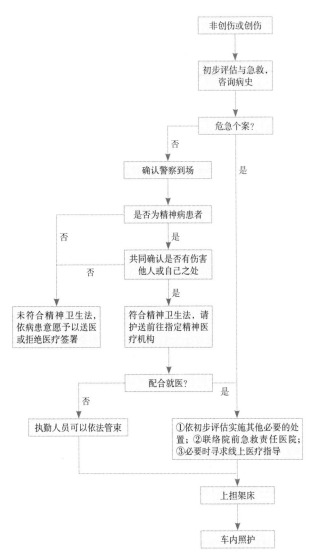

图 7.23　精神或行为异常者处理流程

第八章
大规模伤病患管理

　　大规模伤病患事件（multiple casualty incidents，MCI）指的是事件发生时，在数量、严重性、现场伤亡种类，或者需要某些特别的资源而当地的医疗救援力量无法应付的状况。MCI响应的目标应该是使不堪重负的医疗系统获得最优的伤亡救治效果（为最多的人做最多的事），因此快速检伤在 MCI 中尤为重要。START（simple triage and rapid treatment，简单检伤与快速治疗）检伤法主要针对行走、呼吸、循环、意识、外伤情况5 个项目，对伤员进行快速的评估，每个伤员的检伤时间应该被要求在 1 分钟之内完成，如果要耗费太多的时间去为一个伤员做检伤，那就失去快速检伤的意义了（图 8.1）。

　　国际上常用于分类标记的工具是一张双面的四色标准伤票（Triage Tag），伤票的正面可以书写注记伤员的基本信息以及初步的鉴别诊断，伤票的背面可以用来标示伤员受伤的部位及伤势，并可依据时序记录伤员的生命体征及治疗项目（图 8.2）。伤票的下方有四色检伤联，由上而下的排列依次是黑、红、黄、绿，除了黑色部分是与伤票本体连接在一起之外，其他三个颜色的检伤联都是可以撕开的，如果伤员的伤情或是生命体征恶化到下一级，救援者可以将最下方的检伤联撕下来，并将伤者移到适当的地方接受适当的处理，每一张检伤联上都有相同的编码，这是为了便于追踪伤员的动向而设计，所以被撕下来的检伤联必须由撕下来的人妥善保管，以便做好后续伤员动向的追踪工作。伤票左右上方两个角也是可以被撕下来的，它具有与检伤联相同的编码，这也是为了追踪伤员动向而设计的，在后送的过程当中，负责后送的运送单位将其一个角撕下来保存，而伤员到了医院完成院内的检伤之后，由院方的检伤人员再将

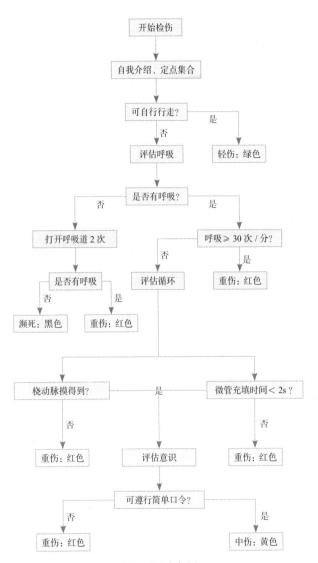

图 8.1　检伤分类流程

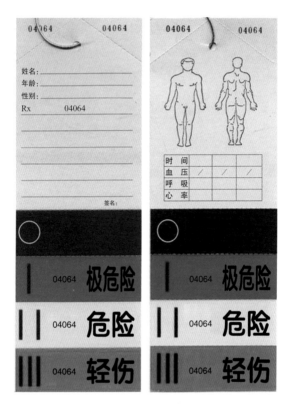

图 8.2   检伤分类卡

另一个角撕下来保存，伤票本体则是始终都跟着伤员。

　　伤票一般被建议统一挂在伤员的左手，理由是多数人是惯用右手的，挂在左手可以减少移动避免伤票掉落遗失。如果大规模伤病患事件的初期无法取得伤票，或者伤病患的人数太多以至于伤票不敷使用，救援人员可以随机应变以适当的方式为完成检伤的伤员进行标记，例如：以红、黄、绿、黑4个颜色的胶布粘贴缠绕，或者以四色的签字笔在适当位置标注并写上检伤的时间，都可以作为替代伤票的分类标识。

危重分级如下：

（1）红色：极危重患者，优先后送。

（2）黄色：次危重患者，稍后后送。

（3）绿色：轻伤患者，延迟后送。

（4）黑色：已死亡，最后后送。

检伤流程：

（1）将能听从指令及能行走的伤员集中于一处，均可判定为绿色。

（2）对不能行动伤员评估呼吸是否每分钟大于30次或小于10次，如是则判定为红色伤员，无呼吸则判定为黑色。

（3）检查伤员的桡动脉，若桡动脉不可测得则测量颈动脉，颈动脉可测得则判定为红色伤员，如颈动脉无法测得则判定为黑色。

（4）询问伤员几个简单的问题以检查神智状况，如神智状况不正常则判定为红色伤员。

（5）检视伤员是否须立刻处理，是否有可能导致伤员生命体征不稳定的外伤？如果有则判定为黄色，立即处理外伤。

（6）如通过以上检伤流程，未被列为红、黄、黑者，皆判定为绿色伤员。

（7）检伤的过程中，开放伤员气道，维持呼吸及循环，对可能造成生命威胁的出血以适当的方法止血。

现场救援人员可以利用不同颜色的地布、旗帜、色带、喷涂等方式做功能区分，红色后送区应该被安排在靠近主要道路的地方，以便于一级检伤的伤员可以快速后送；黄色治疗区可以安排在事故现场与后送区之间的安全区域，以确保伤员经过检伤分类后，可以立即得到相应的救治；绿色的轻伤患者可以安置在距离现场稍远的安全区域，并指派几名医疗救护人员给予适当的伤口处理及心理支持；死亡的患者移到最近的地方，以免对现场清醒的伤员或是工作人员造成心理上的不良影响。

第九章
常见灾难特点与急救

第一节
爆炸

一、爆炸伤分类

（1）一级爆炸伤：也称原发冲击伤（primary blast injuries），为冲击波超压直接作用机体所致的损伤，冲击波大小取决于爆炸的强度和环境。水下爆炸冲击波传导快、能量丢失慢，其致死半径是空气中爆炸的3倍。冲击伤体表损伤轻，脏器挫伤重，听器、肺脏、胃肠等充气空腔脏器易损伤。肺冲击伤是现场死亡的主要原因。

（2）二级爆炸伤：也称投射物伤（projectile wounds），是抛射的物体击穿皮肤而后穿入深层组织所形成的开放性损伤，可累及身体各部。包括枪弹伤、弹片伤等原发投射物伤，以及冲击波震碎的玻璃、受打击舱室破裂形成的碎片、爆炸掀起的物体等所致的继发投射物伤。出现灾难爆炸伤时，民众穿透胸部和腹部的损伤发生率显著高于战争期间身着防弹衣的军事人员。

（3）三级爆炸伤：是冲击波将人抛起后导致的损伤，可累及身体各部，常见的有骨折、创伤性截肢、颅脑伤和躯干伤等。

（4）四级爆炸伤：也称混合爆炸伤，是指前述3种致伤机制外的所有其他爆炸相关损伤，包括烧伤、辐射暴露、化学品损伤、吸入性损伤、窒息、挤压伤、心绞痛、高血压和心理异常等。

二、伤情特点

（1）伤员往往伤势重，并发症多，病（伤）死率较高，严重的爆炸复合伤伤员常死于致伤现场，部分伤员死于后期的严重并发症如多器官功能衰竭。但在恐怖爆炸伤中，伤员的死亡分布则呈现"一高两低"规律，即直接死亡率高，早期和晚期死亡率低，表现为爆炸发生后 4 h 内死亡率高（80%~90%），而 4~24 h 的早期死亡率及 24 h 以后的晚期死亡率低，分别为3%~4% 及 4%~6%。

（2）致伤因素多，伤情复杂：爆炸复合伤的致伤效应是两种或两种以上致伤因素相互加强的作用或其扩增效应的结合，因此伤员病理生理功能紊乱，常较单因素所致多发伤和多部位伤更加严重和复杂，不仅损伤范围广，涉及多个部位和多个脏器，而且全身和局部反应较强烈、持久。

（3）伤亡人群扩大化，不同爆炸现场所致伤亡具有不同特点：爆炸伤的破坏作用和对地面的杀伤力异常巨大，人员伤亡较一般伤呈扩大趋势；而在其他条件相近的情况下，爆炸发生在不同场所所造成的伤亡具有不同特点，有学者将其归纳为 3 种类型：

1）发生在封闭空间的爆炸：①直接死亡率约为 8%；②住院率较高；③肺冲击伤、气胸、鼓膜撕裂的发生率较高；④原发性冲击损伤较重；⑤烧伤发生率较高；⑥肝脾损伤发生率较高。

2）发生在开阔地区的爆炸：①直接死亡率较低（4% 左右）；②伤员发生软组织穿透伤的可能性较大；③发生在人员密集处的爆炸也会引起较多的肺冲击伤、肠穿孔和烧伤。

3）造成建筑物坍塌的爆炸：①直接死亡率最高，可达25%；②伤员往往会因建筑物坍塌而伴有吸入性损伤和碾压伤，骨折发生率也较高。

（4）杀伤强度大，作用时间长：爆炸伤的早期并发症凶险，晚期并发症增多；杀伤面积大，损伤部位多，造成多部位伤的比例增加；随着休克、出血、昏迷等并发症和冲击伤、多部位伤、烧伤的增多，重伤的比例也相应增加。

（5）内伤和外伤同时存在：爆炸伤伤员往往外伤和内伤同时存在，有学者报道的一组爆炸伤中，同时有外伤和内伤的伤员占 40.5%。

（6）易漏诊误诊：爆炸伤常表现出伤情的多样性与变化的复杂性。特别在烧冲复合伤或机械性创伤复合冲击伤时，热力因素造成的体表烧伤或机械力所造成的组织损伤（如骨折、大出血等）显而易见，但同时发生的冲击伤则往往被人们所忽略，极易造成漏诊与误诊。

（7）冲烧毒复合伤在临床上病情发展迅猛，救治极为困难。离爆心越近，发生冲烧毒复合伤的机会越多，其次是冲毒复合伤。

三、爆炸伤严重度预测

爆炸伤伤员创伤严重程度评分（ISS）≥ 16 分的严重损伤比例是非爆炸伤伤员的 3 倍，格拉斯哥昏迷评分（GCS）<5 分者的比例可达非爆炸伤伤员的 4 倍，需要外科和 ICU 治疗者更多，住院时间和康复时间更长。由于致伤机制复杂，伤员表现外轻内重，常易漏诊，且救治矛盾多，故预测爆炸伤严重度对救援意义重大。

爆炸伤具有明确的方向性，爆炸伤伤情严重度受爆炸强度、周围环境、伤员与爆炸点距离等影响。爆炸产生的压力幅度与距爆炸点距离的平方成反比。所以如果可能，救援人员应获取爆炸物性质、伤员与爆炸中心的距离、是否有潜在的毒性物质暴露等爆炸现场和受伤时的详细信息。

发生严重爆炸伤的标志包括任何肢体的创伤性断裂、≥ 4 处体表伤、> 10% 体表面积烧伤、颅骨和面部骨折、头部或躯干穿透伤等。鼓膜破裂是冲击伤的特征性损伤，有鼓膜穿孔就代表经受了爆炸伤，其发生与爆炸强度、爆炸时耳的方向等有关。

四、爆炸伤现场医学救援

爆炸现场环境不稳定，可能发生二次爆炸、化学危险品暴露等次生灾难，爆炸伤现场医学救援同其他灾难救援一样，仍然应遵循"先救自己再救伤员"的原则，确保救援者安全是第一位的。同理，搜寻到伤员后应尽快使其脱离危险区域，避免再次受伤。

五、事件管理

不要低估那些对救援人员来说存在潜在危险的因素，包括活跃的射手、二次爆炸装置和受损的基础设施（如建筑物倒塌、火灾等）。为了降低救援人员的风险，适当的个人防护装备（PPE）、一个安全的现场和现场动态的风险评估是必须的。

第二节

踩踏

一、踩踏对人体的危害

主要的致伤因素有撞击、挤压、碾挫，以及烧烫伤等因素，这些因素可单独发生在某个伤员身上，也可能几个致伤因素同时作用在一个伤者身上，造成多发伤。

身体在强大暴力作用下，一般伤情比较严重，伤者多见多脏器损伤，如颅脑损伤、血气胸、肝脾破裂、肢体及肋骨骨折、脊柱损伤等。伤者的致残率或死亡率均很高。

最初受伤的患者得不到及时救助，混乱中遭受反复踩踏，伤情不断加重。

二、踩踏的自救与互救

人员密集场所要特别注意安全，要遵守秩序，切忌拥挤，特别是那些自我保护能力低的老人与孩子，最好不要去凑热闹，发现有安全隐患的场所要注意避让，及时离开。

每到一处陌生的地方，要熟悉周围的环境，了解集会场所的大门、安全通道、楼梯以及紧急疏散出口等方位和特征，以便在危急情况时，不迷失方向，顺利出逃。

应激状态下需要的是清醒、冷静的思考与适度的紧张，应该以最初的姿态保持原地不动，在确认和辨识周围位置及心绪镇定后方可移动，切记不可盲从。

公共场所发生大混乱时，尽可能地利用地形地物，选定逃生路线，尽快远离人群。

当卷入混乱的人流中时，最好趁早将领口、领带解开，不要将手插入口袋；多人一起行动时，可采取肩并肩、手拉手的方式，脚要站稳，用肩和背来承受外来的压力，避免被挤倒；如果在地铁或剧院、楼道等封闭空间，应马上退到墙边墙角或其他有所依托的位置，以防被人挤到踩伤。

应急自救与互救的能力源于素质，而素质源于培训，在平时就应加强应急自救与互救经验、知识和技巧的教育和培训，这是提升应急自救互救能力的基础。

第三节
风灾

一、风灾对人体的危害

（1）风灾相关的死亡：包括强风引起的直接砸伤、压伤引起的死亡，如颅脑外伤、脊柱脊髓损伤、多发骨折、多脏器损伤、严重出血所致的死亡；强风引起的相关事故导致的间接死亡，这些事故包括淹溺、电击、火灾、交通事故、特殊环境的暴露（有毒物质、放射性物质的泄漏）等。

（2）台风相关的损伤：在相关的伤员中，80%以上存在皮肤挫裂伤，18.2%~36.5%的伤员存在钝性损伤，多由挤压、高速物品击中、坠落或摔倒造成；14.5%~31.8%的伤员存在穿刺伤，多数是在灾后清理时发生的。由于地面上到处是碎片及残骸，大多数（80%）损伤发生在手足部位。

二、台风的避险与应对

（1）检查门窗，并及时关好窗户，取下悬挂物，收起阳台上的东西，尤其是花盆等重物，加固室外易被吹动的物体。

（2）检查电路、煤气等设施是否安全。

（3）及时留意媒体发布的台风消息，采取预防措施。

（4）准备好手电筒、收音机、食物、饮用水及常用药品等，以备急需。

（5）备好必需的药品，如常用的抗菌药物，感冒药和皮肤病、眼病及外科常用药等。特别是家中有高血压、糖尿病、心脏病患者，应准备好相应药品。

（6）车辆要移至高处停放，或入库保管，最忌停在路边障碍物下或积水路边。检查雨刷、灯光等电路系统功能是否正常，保证能随时使用。

（7）住在低洼地段部分居民尽早转移。带上随身的日用品，多备衣物和干粮。垫高柜子、床等家具，把大米、蔬菜等放在高处。

（8）船舶应听从指挥，到避风场所避风，万一躲避不及或遇上台风时，应及时与岸上有关部门联系，等待救援。

（9）切勿在玻璃门窗、危棚简屋、临时工棚附近及广告牌、霓虹灯等高空建筑物下面逗留。

（10）尽量避免在靠河、湖、海的路堤和桥上行走，以免被风吹倒或吹落水中。

（11）当台风信号解除以后，要在撤离地区被宣布为安全以后才可返回。回家以后，发现家里有不同程度的破坏，不要随意使用煤气、自来水、电线线路等，并随时准备在危险发生时向有关部门求救。

第四节
洪水

一、洪水对人体的危害

因连降暴雨，使江河、湖泊、水库水势上涨漫溢，堤坝决裂，短时间内使大片农庄被淹，来不及躲避者可能被洪水卷走而淹溺死亡，尤其是老人与儿童更易受到伤害。其次是各类创伤，由于建筑物的倒塌，可产生大量挤压伤的伤员，且大多数伤情严重，常伴有复合性损伤。

洪灾过后，人畜尸体腐烂，粪便外溢，水污染严重，食物缺乏，衣被短缺，临时居住点拥挤简陋，蚊蝇滋生等生活环境较差，受灾民众抗病能力降低，易感呼吸系统疾病、消化系统疾病、虫媒传染病及食物中毒等，形成各种传染病流行，且疫情复杂，危害较大。

二、洪灾的避险与应对

保持镇静，尽快离开危险区域，有组织地撤离到安全的高坡或山地上，尽可能寻找可用于救生的漂浮物作为救生器材，落水人员应尽量避开水流和水面漂浮物。当水面上有柴油、汽油物资时，应尽快远离，以避免吸入呼吸道和肺部。同时要注意观察水情警示牌，防止误入深水区或掉进排水口。

住宅遭受洪水淹没或围困时，迅速安排家人向屋顶转移，并想办法发出呼救信号。落水后，必须尽可能保留身体的能量。水中漂浮是专门用于水中求生的一种方法，而不是尽快地游离现场。因此，漂浮时所有的动作必须是自主性和松散性的，以尽量保留体力。

如洪水继续上涨，暂避的地方难以自保，则要充分利用准备好的救生器材逃生，或者迅速找一些门板、桌椅、木床、大块的泡沫塑料等能漂浮的材料扎成筏逃生。千万不要游泳逃生，不可攀爬带电的电线杆、铁塔，也不要爬到泥坯房的屋顶。

人在水中所遇到的最大威胁之一是寒冷。若体温迅速下降，会导致冻僵或冻死。在水中，穿衣服比不穿衣服体温下降慢得多，静止比游泳时体温下降慢得多。在预防和防止低体温过程中，除了接近高处、船只、救生人员或其他可抓靠的物体外，一般不要游泳。不必要的游泳动作可使人体与衣物之间稍热的水流失。另外，手臂和腿部的运动可增加外周的血液循环，亦可导致体热的流失。因此，在水中尽可能减少活动对预防低体温非常重要。

在等待救护时，应尽可能地靠拢在一起，一方面心理上可得到一些安慰和鼓励，更重要的是可以互救，并且易于被发现，从而得到及时的救援。

在野外受到洪水威胁时，一定要保持冷静，根据平时掌握的地质情况迅速判断周边环境，尽快向山上或较高地方转移。在山区，如果连降大雨，容易暴发山洪。遇到这种情况，应该注意避免渡河，以防被山洪冲走，还要注意防止山体滑坡、滚石、泥石流的伤害。

洪水退却后，要协助防疫人员做好食品、饮用水卫生和疾病防疫工作。不能食用生冷食物、动物尸体，水饮用之前要彻底煮沸。

第五节

泥石流

一、泥石流对人类的危害

直接伤害主要是由于泥石流直接接触而产生的后果，包括挤压性外伤、骨折、掩埋造成呼吸道梗阻窒息、异物嵌插、创口感染、漂浮物撞击伤、化学物质污染、低体温等。

间接伤害是由于其继发危险因素造成的，如传染病、营养不良、贫困相关疾病、灾后相关疾病等。

二、紧急脱险

临灾防治的首要任务是政府和职能部门加强专业监测，提高预报和警报的准确性，根据预报及警报结果，及时组织灾区人员疏散和重要财产转移。

临灾防治的另一个重要环节是加强宣传教育，提高群众防灾抗灾意识，增加防灾知识。在暴雨季节，要时刻提防泥石流的侵袭，注意收听气象预报，观察当地雨水情况，选好脱险路径和场所。

在山谷中遇到强降雨发生泥石流时，不要顺着泥石流的方向逃生。遇到降雨出现泥石流的时候要果断地判断出安全路径逃生，路径要与泥石流的方向垂直，向两边的山坡上面爬，爬得越高越好，跑得越快越好，绝对不能往泥石流的下游走。

如果沿山谷徒步时一旦遭遇大雨，要迅速转移到安全的高地，不要在谷底过多停留。注意观察周围环境，特别留意是否听到远处山谷传来打雷般声响，如听到要高度警惕，这很可能是泥石流将至的征兆。

要选择平整的高地作为营地，尽可能避开有滚石和大量堆积物的山坡下面，不要在山谷和河沟底部扎营。遇到泥石流的时候要立即丢弃身上背着的沉重旅行装备及行李等，选择安全路径逃生，随身带好通信工具，以便向外界联系求助。

在遇到泥石流的时候不要往地势空旷、树木生长稀疏的地方逃生，可以就近选择树木生长密集的地带逃生，密集的树木可以阻挡泥石流的前进。

遇到泥石流的时候千万不要选择在陡峻的山坡下面或者是爬到树上躲避，可以选择到平整安全的高地躲避，以免因泥石流压塌冲倒山坡和树木受到伤害。

如果在遇到强降雨出现泥石流的时候不要往土层较厚的地带逃生，要往地质坚硬，不易被雨水冲毁的没有碎石的岩石地带逃生。

有可能的话，逃出时多带些衣物和食品。泥石流过后大多是阴冷的天气，要防止饥饿和冻伤。

别以为刚发生过泥石流的地区比较安全，有时泥石流会间歇发生，如果正驾车穿越刚发生泥石流的地区，一定要当心路上的杂物，最好绕道找一条安全的路线。若车辆受困，应果断弃车而逃，躲在车上容易被掩埋在车厢里窒息而死。

泥石流爆发时，常常是风雨交加、电闪雷鸣，逃避时还要避免其他意外事故的发生。

第六节

地震

一、地震引起的伤害

（1）直接伤害：在室内因器物倾倒或房屋倒塌被砸伤；在室外被倒塌的建筑物等砸伤；在野外被山上的滚石砸伤。

（2）间接伤害：地震引起的火灾、水灾、毒气泄漏、危险品爆炸等。

二、避震原则

（1）要因地制宜，每个人所处的状况千差万别，避震方式不可能千篇一律。

（2）要行动果断，避震能否成功，就在千钧一发之间，容不得瞻前顾后，犹豫不决。

（3）在公共场所要听从指挥，不要擅自行动。擅自行动，盲目避震，只能招致更大的不幸。

三、避震要点

震时是跑还是躲？目前多数专家普遍认为：震时就近躲避，震后迅速撤离到安全的地方，是应急避震较好的办法。这是因为，震时预警时间很短，人又往往无法自主行动，再加之门窗变形等，从室内跑出十分困难。如果是在楼里，跑出来几乎是不可能的。但若在平房里，发现预警现象早，室外比较空旷，则可力争跑出来避震。

(1) 躲避：室内结实、不易倾倒、能掩护身体的物体下或物体旁，或开间小、有支撑的地方；室外远离建筑物，选择开阔、安全的地方。

(2) 避震姿势：趴下，使身体重心降到最低，脸朝下，不要压住口鼻，以利呼吸；蹲下或坐下，尽量蜷曲身体；抓住身边牢固的物体，以防摔倒或因身体移位，暴露在坚实物体外而受伤。

(3) 保护身体重要部位：①保护头颈部：低头，用手护住头部和后颈；有可能时，用身边的物品，如枕头、被褥等顶在头上；②保护眼睛：低头、闭眼，以防异物伤害；③保护口、鼻：有可能时，可用湿毛巾捂住口、鼻，以防灰土、毒气。

(4) 避免其他伤害：不要随便点明火，因为空气中可能有易燃易爆气体充溢；要避开人流，不要乱挤乱拥。无论在什么场合，街上、公寓、学校、商店、娱乐场所等，均是如此。因为在拥挤中不但不能脱离险境，反而可能因跌倒、踩踏、碰撞等受伤。

四、如果被埋压怎么办

大地震过后余震还会不断发生，被埋压者所处的环境可能进一步恶化，等待救援，但需要一定时间。因此，被埋压人员要尽可能改善自己的处境，稳定情绪，设法脱险。

先设法把双手从埋压物中抽出来，保持呼吸畅通，尽量挪开脸前、胸前的杂物；清除口、鼻附近的灰土；闻到煤气及有毒异味或灰尘太大时，用湿衣物捂住口、鼻。

(1) 改善环境，消除危险因素：设法避开身体上方不结实的倒塌物、悬挂物或其他危险物；搬开身边可搬动的碎砖瓦等杂物，扩大活动空间；注意，搬不动时千万不要勉强，防止周围杂物进一步倒塌；设法用砖石、木棍等支撑残垣断壁，以防余震时造成新的危害；不要随便动用室内设施，包括电源、水源等；也不要使用明火。

（2）设法与外界联系：仔细听听周围有没有其他人；听到人声时用石块敲击铁管、墙壁，以发出呼救信号。试着寻找通道，观察四周有没有通道或光亮；分析自己所处的位置，判断从哪个方向有可能脱险；试着排除障碍、开辟通道；若开辟通道费时过长、费力过大或不安全时，应立即停止，以保存体力。

（3）保护自己，等待救援：如果暂时不能脱险，要耐心保护自己，等待救援。保存体力，不要大声哭喊，尽量闭目休息；不要勉强行动，待外面有人营救时，再按营救人员的要求行动。

（4）维持生命：寻找身边的食物和水；节约使用食物和水；无饮用水时，可用尿液解渴。如果受伤应想办法包扎、止血；防止伤口感染；尽量少活动。

被救出后应按医生要求保护眼睛，长时间处在黑暗中的眼睛不能受强光刺激；进水进食要听医嘱，以免肠胃受到伤害。

第十章
创伤后心理干预要点

心理救援人员应做到：

（1）平静地交流（SOLER）：

1）Sit：和救援对象平行而坐，或采取 L 形站姿，即自己的肩膀以 90° 朝向对方；

2）Open posture：保持开放的体态；

3）Lean forward：身体向前倾斜；

4）Eye Contact：保持目光交流；

5）Relax：放松。

（2）温和地交流：使用柔和的语气，并保持微笑；采用开放和友好的体态；允许救援对象决定和你的距离。

（3）建立信任关系：主动自我介绍；询问救援对象希望被如何称呼；使用清晰具体的问题帮助对方集中注意力。

（4）使用封闭式问题：解释为什么要问这些问题，就一些事情达成共识，建立一个共识点，以帮助加强已经建立的关系，赢得对方信任，积极地聆听可以帮助找到共识点。

（5）在语言上尊重救助对象：使用敬语，例如"请"，"谢谢"；使用朴素踏实的语言；使用积极正向的语言。

（6）促进安全：帮助救援对象解决基本的食宿需求；获得必要的急救；反复提供简单并准确地获取基本物资需求的信息。

（7）促进平静：对有倾诉情绪和个人故事需求的救援对象予以倾听，允许自己有正面和负面的感受；即便在救援对象不友好，甚至难以相处时，也保持友好和热情；提供关于灾难的准确信息，帮助救援对象了解灾后减压需要的努力，以便他们更好地了解自己所处的情况。

（8）促进人际沟通：帮助救援对象联系亲人朋友，保证家庭成员聚在一起，确保孩子始终和父母或其他亲属在一起。

(9) 促进自我帮助：提供可操作的建议协助救援对象自我帮助；促进救援对象参与满足自己需求的行为。

(10) 促进外界帮助：寻找政府和非政府组织的支援服务，引导救援对象使用可获得的服务；当救援对象表达出恐惧或担心时，提醒他们会有更多的帮助和救援（前提是你知道确实如此）。

心理救援人员切忌：

(1) 强迫救援对象分享自己的故事，特别是那些很私人的细节；

(2) 简单粗暴地安慰，比如"一切都会好的"，"起码你幸存下来了啊"；

(3) 告诉救援对象他们"应该"有怎样的感受、想法或者之前如何行动；

(4) 告诉救援对象你认为他们确实遭遇不幸，因为他们曾表达出过受害者的想法或者行为；

(5) 做出无法兑现的承诺；在需要使用救援服务的人面前批评现有的救援服务。

突发事件后的当事人处在压力大、情绪激动的情况下，很容易被激怒，这时他们可能会挑战或质疑救援者的权威，而救援者则应该平静地回答问题，平静地重复自己的陈述。

拒绝遵从救援者的指导，这时候救援者应该：

(1) 不要强迫控制，让救援对象恢复自我控制；

(2) 保持专业，重新组织你的要求，允许对方有时间思考你的要求。

失去自我控制，语言攻击性很强，这时候救援者应该平静地做出回复，表达自己可能需要辅助共同帮助救援对象。

如果救援对象对你试图让他们平静下来的措施并没有反应，而仍然具有威胁性，这时候救援者应该立即寻求帮助。

第十一章
常用急救药物介绍

一、外用类

1. 碘伏消毒液

碘伏属中效消毒剂，速效、低毒，对皮肤黏膜无刺激无感染，对铜、铝、碳钢等二价金属有腐蚀性，受有机物影响很大，稳定性好。主要用于皮肤、黏膜等的消毒。

常用消毒方法为浸泡、擦拭、冲洗等方法。

（1）浸泡法：将清洁、晾干的待消毒物品浸没在装有碘伏溶液的容器中，加盖；对细菌繁殖体污染物品的消毒，用含有效碘 500 mg/L 的消毒液浸泡 30 分钟。

（2）擦拭法：对皮肤、黏膜用擦拭法消毒。消毒时，用浸有碘伏消毒液的无菌棉球或其他代替物品擦拭被消毒部位，对外科洗手用含有效碘 2 500 g/L 的消毒液局部擦拭 2 遍，共作用 2 分钟，对口腔黏膜及创口黏膜创面消毒，用含有效碘 500 g/L~1 000 g/L 的消毒液擦拭，作用 3~5 分钟。注射部位消毒也可用市售碘伏消毒，作用 2~3 分钟（含有效碘 2 000 g/L）。

（3）冲洗法：对阴道黏膜及伤口创面消毒，用含有效碘 2 500 g/L 的消毒液冲洗 3~5 分钟。

注意事项：

（1）碘伏应于阴凉避光、防潮、密封保存。

（2）碘伏对二价金属制品（如钙、钡、镁、锌等）有腐蚀性，不应用于相应金属的消毒。

（3）消毒时，若存在有机物，应提高药物浓度或延长消毒时间。

（4）避免与拮抗药同用。

2. 聚维酮碘溶液

对于简单的皮肤伤口要及时消毒，以免伤口污染导致局部感染。一般来讲，5% 的聚维酮碘溶液是处理这类伤口常用的外用药品，该药用于化脓性皮炎、皮肤真菌感染、小面积轻度烧烫伤，也用于小面积皮肤、黏膜创口的消毒。孕妇及哺乳期妇女禁用该药。

3. 双氯芬酸二乙胺乳胶剂

排除了关节及骨损伤的一般软组织损伤，局部会有红、肿、痛等不适症状，这种情况下可以局部涂抹适量扶他林乳胶剂，对于局部症状缓解是有帮助的。对其他非甾体抗炎药及丙二醇过敏者禁用该药。

4. 莫匹罗星（百多邦）

为外用抗生素制剂，多应用于感染类创面，特别是后期金黄色葡萄球菌感染的烧伤创面。主要对金黄色葡萄球菌、表皮葡萄球菌等革兰阳性菌有较高的抗菌活性。

二、吸入类

1. 沙丁胺醇喷雾剂的使用方法

（1）轻轻挤压盖边，移开咬嘴的盖，拿着气雾剂，检查附着在吸入器的内外侧包括咬嘴的盖上的松散物质，并用力摇匀，确保任何松散物质被弃去且吸入器内物质被充分混合。

（2）轻轻地呼气直到不再有空气可以从肺内呼出。

（3）将咬嘴放进口内，并合上嘴唇含着咬嘴。在开始通过口部深深地、缓慢地吸气后，马上按下药罐将万托林释出，并继续吸气。

（4）屏息十秒或在没有不适的感觉下尽量屏息久些，然后才缓慢地呼气。

（5）若需要多吸一剂，应等待至少一分钟再重做第二、三、四的步骤。

（6）用后，将盖套回咬嘴上。

三、注射类

1. 肾上腺素笔的使用方法

注射肾上腺素通常用来治疗系统性、致命性的过敏反应。肾上腺素笔是一种医用针和注射器，可以让患者在发生过敏反应时自己注射单独剂量的肾上腺素。

使用方法：

（1）握紧肾上腺素笔的中间，不要触碰任何一端；

（2）按照说明书移除安全笔帽；

（3）将肾上腺素笔用力扎向患者大腿外侧，位于髋关节和膝关节的中部，并保持在原位约 10 秒钟；

（4）将肾上腺素笔从腿部垂直拔除，并按摩注射部位 10 秒钟。

四、口服类

1. 能量棒

能量棒主要是补充体能的，能量棒的种类：果仁棒、超仁棒（其富含不饱和脂肪酸，对人体十分有益，特别对人体大脑的益智力有很好的功效），包含维生素和矿物质，能全面均衡补充营养，既能实现快速供能，又能保证持续供能。使用后可很快恢复体力，可为身体提供充足的热量。

2. 葡萄糖电解质泡腾片

为复方制剂，成分为无水葡萄糖，氯化钠，氯化钾，无水枸橼酸，碳酸氢钠，辅料为：聚乙二醇 6 000，橙香精，聚维酮 K30。每片溶于 100 ml 水后，溶液中钠浓度为 60 mmol/L，钾浓度为 25 mmol/L，氯浓度为 45 mmol/L，枸橼酸盐浓度为 20 mmol/L，葡萄糖浓度为 90 mmol/L，总的渗透浓度为

240 mmol/L。

用法：将一片本品放入约 100 ml 凉开水中，溶解后立即口服。

（1）轻中度脱水。

1）儿童：每天服用 1~2 L 的本品溶液，每间隔 4~6 小时服用一次。

2）成人：每天服用 2~4 L 的本品溶液，每间隔 4~6 小时服用一次。

（2）重度脱水：本品可作为静脉补液后的维持治疗。

注意事项：

（1）如服用过量或出现严重不良反应，请立即就医。

（2）本品如发生形状改变时禁止使用。

（3）儿童应在成人监护下使用。

（4）仅限于用水溶解本品。

（5）如果使用比推荐稀释浓度低的溶液将不能提供足够的糖和电解质，而比推荐稀释浓度高的溶液存在高钠血症的风险。

（6）糖尿病患者服用本品需遵医嘱。

（7）极少数急性腹泻患者可能会出现葡萄糖吸收障碍，在此情况下口服本品可能会使腹泻或呕吐症状加剧，应立即停用就医。

（8）如果腹泻持续，3 岁以下幼儿超过 12 小时，3~6 岁儿童超过 24 小时，6 岁以上儿童超过 48 小时，则需要立即就医。

3. 盐酸小檗碱

盐酸小檗碱（黄连素）的剂量是 100 mg，用法是成人每次 3 片，每天 3~4 次。其优点是不良反应小，适用范围广，对常见的几种肠炎、痢疾都有不错的抗菌收敛效果。禁忌是不可与茶同服，另外溶血性贫血与蚕豆病患者禁用。

4. 洛哌丁胺（易蒙停）

作为止泻药，并不具有抗菌收敛的效果，而是单纯地通过抑制肠道蠕动发挥止泻作用，因此只能用于非感染因素导致的肠道动力增加所引起的便次增多。在不确定是否是感染性肠炎之前需慎用，因其会导致肠道内感染性病原体滞留繁殖，反而加重病情，甚至导致便秘。该药仅用于腹泻期间需要长途坐车，不方便随时如厕的情况。用法是成人每次 1~2 粒，儿童 1 粒，5 岁以下禁用。

5. 蒙脱石散剂

商品名肯特令、思密达。相信此药早就为广大群众所喜闻乐见，家有小儿的基本常备。当然它不仅对小儿腹泻有效，对成人腹泻也有治疗效果。它属于收敛剂，能结合肠道中的毒素、细菌、炎症细胞和多余的肠液，加速炎症消退，帮助肠黏膜修复。用法是成人每次 1~2 包，随餐或餐后服用，儿童酌减。一般来说，急性肠炎时使用一种抗菌药＋一种收敛剂的组合，绝大部分患者服用 1~2 剂后，症状就大大缓解。

6. 多潘立酮片（吗丁啉）

适用于胃排空延缓、胃食管反流、食管炎引起的消化不良症，如上腹部胀闷疼痛、嗳气、肠胃胀气等，应在饭前 15~30 分钟服用。但是，当抗酸剂或抑制胃酸分泌药物与本品合用时，前两类药不能在饭前服用，应于饭后服用，即不宜与本品同时服用。此外，肝功能损害的患者慎用，嗜铬细胞瘤、乳腺癌、机械性肠梗阻、胃肠道出血及孕妇禁用。

7. 藿香正气水

多用于外感暑湿引起的发热、胸闷、腹胀、吐泻，但不可用于风寒感冒。日常还可用于水土不服、空调病、晕车晕船、蚊虫叮咬、小儿痱子等。藿香正气水含乙醇（酒精）40%~50%，服药后不得驾驶机、车、船，从事高空作业、机械作业及操作精密仪器。不能饮酒者可改服丸剂或胶囊剂等其他剂型。同服抗生素类药物可能发生双硫仑样反应。

8. 对乙酰氨基酚（扑热息痛）

解热镇痛类药物，兼有解热和镇痛作用，生活中发生已明确诊断的偏头痛、牙痛、癌性疼痛、肌肉软组织关节痛、女性痛经及感冒引起的发热头痛等，可酌情使用来缓解症状，但这只能治标。不推荐一痛就吃药，更不主张反复吃。成人常用量口服。一次 0.3~0.6 g，每 4 小时 1 次，或每日 4 次；一日量不宜超过 2 g，疗程为退热一般不超过 3 天，为镇痛不宜超过 10 天。如果身体出现了器质性病变，如胆囊炎、胃溃疡、阑尾炎等，也可能出现急性腹痛，急着用药可能掩盖症状，影响医生判断。

五、抗生素类

1. 左氧氟沙星

该药治疗呼吸道感染、泌尿生殖道感染和皮肤软组织感染等可取得良好疗效。其中治疗急、慢性下呼吸道感染的有效率和细菌清除率达 80%~100%。对复杂性和单纯性尿路感染的有效率和细菌清除率也为 80%~100%。治疗皮肤软组织感染的有效率为 80%~91%。治疗妇产科、耳、鼻、喉等感染的有效率为 90% 左右。一次 0.2 g，一天 2 次，或一次 0.1 g，一天 3 次，疗程 7~14 天。癫痫患者、孕妇、哺乳期及未满 18 周岁儿童避免使用。该药物为处方药，需根据病情征求专业医师用药建议。

2. 阿莫西林胶囊

适用于中耳炎、鼻窦炎、咽炎、扁桃体炎等上呼吸道感染，泌尿生殖道感染，皮肤软组织感染，急性支气管炎、肺炎等下呼吸道感染，急性单纯性淋病，伤寒、伤寒带菌者及钩端螺旋体病。阿莫西林也可与克拉霉素、兰索拉唑三联用药根除胃、十二指肠幽门螺杆菌，降低消化道溃疡复发率。成人一次 0.5 g，每 6~8 小时 1 次，一日剂量不超过 4 g。青霉素过敏及青霉素皮肤试验阳性患者禁用。该药物为处方药，需根据病情征求专业医师用药建议。

3. 头孢拉定胶囊

适应证为敏感菌所致的急性咽炎、扁桃体炎、中耳炎、支气管炎和肺炎等呼吸道感染、泌尿生殖道感染及皮肤软组织感染等。成人一次 0.25~0.5 g（即 1~2 粒），每 6 小时一次，一日最高剂量为 4 g（即 16 粒）。不良反应较轻，发生率约 6%。恶心、呕吐、腹泻、上腹部不适等胃肠道反应较为常见。对头孢类抗生素过敏者及有青霉素过敏性休克或即刻反应史者禁用本品。儿童、孕妇及哺乳期妇女慎用。该药物为处方药，需根据病情征求专业医师用药建议。

附录

英汉术语对照及缩略词

附录表 1　英汉术语对照及缩略词

英文全称	中文全称	缩略词
Advanced Emergency Medical Technician	高级应急医疗技术员	AEMT
airway	气道（评估）	"A"
anaphylactic shock	过敏性休克	
bag valve mask	袋－瓣－面罩（苏醒球）	BVM
breathing	呼吸（评估）	"B"
brian herniation	脑疝	
capnography	二氧化碳图	
cardiogenic shock	心源性休克	
circulation	循环（评估）	"C"
disability	失能（神经检查）	"D"
distributive shock	分布性休克	
Emergency Medical Technician	应急医疗技术员	EMT
Emergency Medical Technician-Intermediate	中级应急医疗技术员	EMT-I
esophageal detection device	食管侦测器	EDD
exposure	暴露（检查）	"E"
external bleeding	大量外出血	
first responder	第一响应人	FR
Glasgow Coma Scale	格拉斯哥昏迷评分	GCS
helicopter emergency medical services	直升机紧急医疗服务	HEMS

(续表)

英文全称	中文全称	缩略词
hypercapnia	高碳酸血症	
hypo/ hyperkalemia	低 / 高血钾	
hypothermia	低体温	
hypovolemia	低血容	
hypovolemic shock	低容积性休克	
hypoxia	低血氧	
internal bleeding	内出血	
nasal cannula	鼻导管	
neurogenic shock	神经性休克	
non-rebreathing mask	非再吸入式面罩	NRM
papillary dermis	乳突状真皮	
personal protective equipment	个人防护装备	PPE
primary blast injuries	原发冲击伤	
projectile wounds	投射物伤	
restoration of spontaneous circulation	自发循环恢复	ROSC
reticular dermis	网状真皮	
septic shock	败血性休克	
simple mask	简单面罩	
simple triage and rapid treatment	简单检伤与快速治疗	START
status epilepticus	癫痫持续状态	
tamponade cardiac	心包膜填塞	
tension pneumothorax	张力性气胸	
thrombosis coronary	冠状动脉栓塞	
thrombosis pulmonary	肺栓塞	
total body surface area	体表总面积	TBSA
toxins	中毒	

注："ABCDE"为患者初次评估流程

应急救援包配置和现场救援常用药品

附录表 2　EMT 标准急救包配置

器材名称	单位	数量	器材名称	单位	数量
鼻咽 / 口咽通气道	个	1	消毒棉片	包	5
呼吸膜	个	2	碘伏	瓶	1
呼吸面罩	个	1	EMT 求生救援剪	把	1
鼻导管	根	1	夹板	个	2
复苏囊	个	1	血氧仪	台	1
氧气套装	个	1	保温毯	个	2
AED	台	1	体温计	个	1
血压计	台	1	多功能军刀	把	1
听诊器	个	1	防水笔记本	本	1
手电筒（瞳孔笔）	个	1	分诊标签	盒	1
血糖仪	台	1	笔	支	1
血管钳	个	1	化学速冻冰袋	个	10
镊子	个	1	肌内效贴	卷	3
CAT 旋压式止血带	条	1	手套	双	10
三角巾	条	2	口罩	包	1
无菌纱布	包	5	口哨	个	1
自粘性绷带	卷	3	别针	盒	1
消毒棉签	包	5	三棱针	盒	1
消毒棉球	包	2			

附录表 3　医疗药品器械领用表

药品名称	单位	数量	药品名称	单位	数量
氯雷他定胶囊	盒		奥美拉唑肠溶片	盒	
强的松片	盒		铝碳酸镁咀嚼片	盒	
氧氟沙星滴眼液	支		多潘立酮片	盒	
红霉素软膏	支		蒙脱石散	瓶	
安乃近片	盒		晕海宁	支	
酚氨咖敏片	盒		布洛芬缓释胶囊	盒	
沙丁胺醇气雾剂	支		双氯芬酸钠凝胶	盒	
西瓜霜含片	盒		云南白药气雾剂	盒	
复方甲氧那明胶囊	盒		云南白药胶囊	盒	
阿司匹林肠溶片	盒		口服补液盐	盒	
硝酸异山梨酯片	瓶		电解质泡腾片	盒	
风油精	瓶		能量胶	盒	
创可贴	盒		肾上腺素笔	支	

EMT 器械名称	单位	数量	EMT 器械名称	单位	数量
鼻咽 / 口咽通气道	个		血管钳	个	
呼吸膜	个		镊子	个	
呼吸面罩	个		CAT 旋压式止血带	条	
鼻导管	根		三角巾	条	
复苏囊	个		无菌纱布	包	

（续表）

EMT 器械名称	单位	数量	EMT 器械名称	单位	数量
氧气套装	个		自粘性绷带	卷	
AED	台		消毒棉签	包	
血压计	台		消毒棉球	包	
听诊器	个		消毒棉片	包	
手电筒（瞳孔笔）	个		碘伏	瓶	
救援狼烟	个		EMT 求生救援剪	把	
血糖仪	台		夹板	个	
血氧仪	台		化学速冻冰袋	个	
保温毯	个		肌内效贴	卷	
体温计	个		手套	双	
多功能军刀	把		口罩	包	
防水笔记本	本		口哨	个	
分诊标签	盒		别针	盒	
笔	支		三棱针	盒	

附录表 4　个人卫生包

物品	数量	物品	数量
磨砂口杯	1	驱蚊液	1
淋浴皂	1	牙膏	1
皂盒	1	牙刷	1
洗发水	1	梳子	1
指甲钳	1	面巾	1

附录表 5 家庭应急包

名称	单位	数量	名称	单位	数量
医用酒精片	片	20	医用剪刀	把	1
生理盐水湿巾	片	12	镊子	支	1
碘伏棉签	支	10	口哨	个	1
创可贴	片	10	电子体温计	支	1
医用纱布	包	2	笔	支	1
自粘性绷带	卷	1	安全别针	枚	5
急救绷带	卷	2	应急手电筒	个	1
三角巾	条	1	保温毯	条	1
紧急联系卡	份	1	军刀卡	把	1
卡扣式止血带	条	1	一次性手套	付	1
医用胶带	卷	1	配置清单	份	1
退热贴	片	2	急救手册	本	1
一次性冰袋	包	1			

现场救援常用表格

1. 格拉斯哥昏迷评分（Glasgow Coma Scale,GCS）

1974 年由格拉斯哥大学神经外科教授 Graham Teasdale 和 Bryan J. Jennett 共同发表的，主要用来评价头部损伤后意识状态的一种客观评分标准。昏迷程度分级：正常：15 分，轻度昏

迷：12~14 分，中度昏迷：9~11 分，重度昏迷：8 分以下，其中
4~7 分者预后极差，3 分及以下者多不能生存。具体见附录表6。

附录表6　GCS 评分表

睁眼反应（E）	评分
不能睁眼	1
刺痛睁眼	2
呼之能睁眼	3
能自行睁眼	4
不能评估	原因：

言语反应（V）	评分
不能发音	1
仅能发音	2
仅能言语	3
言语混乱	4
能定向	5
不能评估	原因：

运动反应（M）	评分
刺痛无反应	1
刺痛肢体过度伸展	2
刺痛肢体异常屈曲	3
刺痛肢体正常回缩	4
刺痛时能定位	5
能按吩咐完成动作	6
不能评估	原因：

2. 疼痛评分尺

视觉模拟评分法（VAS）是将疼痛的程度用 0 至 10 共 11 个数字表示，0 表示无痛，10 代表最痛，具体如下（附图 1）。

请根据自身疼痛程度在这 11 个数字中挑选一个数字代表疼痛程度。

(1) 0~3 分：轻微疼痛，能忍受；

(2) 4~6 分：疼痛并影响睡眠，尚能忍受，需口服止痛药物；

(3) 7~10 分：较强烈的疼痛，疼痛剧烈或难忍。

3. 瞳孔测量尺

具体见附图 2。

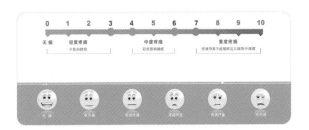

附图 1　疼痛评分尺

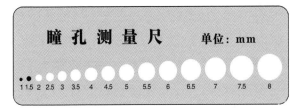

附图 2　瞳孔测量尺

卫生应急队伍装备参考目录（试行）

卫生应急队伍装备包括个人携行装备，后勤保障装备和通信办公装备，具体内容见附录表7~9。

附录表7　个人携行装备

序号	品　名	规格	单位	备　注
一	服装类			
1	救援队队服			防水、防风、透湿
	冬春服	大中小	套	
	夏秋服	大中小	套	
2	反光识别背心			
3	帽子			
二	生活携行类			视情况携带下列物资
4	背囊		个	防水
5	腰包	防水型	个	装证件、救生哨等随身物品
6	洗漱包		个	含牙刷、牙膏等洗漱用品
7	药盒	便携式	个	含个人常用药品
8	身份识别牌		个	身份、职务分类——统一制作
9	工作记录本		个	
10	签字笔		支	
11	工作手册		册	卫生应急工作手册

(续表)

序号	品　　名	规格	单位	备　　注
12	手电		个	
13	头灯		个	
14	驱蚊剂		瓶	
15	防晒霜		瓶	
16	水壶（或水袋）		个	选用军品，可背可挎带
17	太阳镜		副	
18	救护绳		根	
19	便携多功能刀		把	
20	救生哨		个	
21	带指北针计时器		块	
22	防风打火机		个	
23	消毒纸巾		包	
24	野战饭盒		个	含勺、筷
25	脸盆		个	便携材料
26	睡袋		个	防水型
27	毛毯		条	
28	毛巾被		条	
29	蚊帐		顶	
30	充气垫		个	
31	救生烟火棒		个	

附录表 8　后勤保障装备

序号	品　　名	规格	单位	数量	备　注
一	宿营				
1	住宿帐篷	网架结构	顶	1 顶 /6 人	大于 24 平方米
2	指挥帐篷	网架结构	顶	1	35 平方米左右
3	保障帐篷	网架结构	顶	2	库房、厨房
4	单人、双人或三人帐篷			根据情况定	双层隔热，底层防水
5	冷暖风机	20 kW	台	1 台 / 帐篷	
6	水桶		个	1 个 / 帐篷	
7	折叠桌		张	1 张 / 帐篷	
8	折叠椅		把	1 把 / 人	
9	折叠床		张	1 张 / 人	
10	塑料布		张	1 张 / 人	
11	厕所帐篷		顶	1	
12	围布（含杆）		米	100	
13	晾衣绳（杆）		套	1	
14	不锈钢暖瓶	5 磅	个	1 个 / 帐篷	
15	垃圾袋		个	6/ 帐篷 / 日	
16	警戒带（红、黄、绿）	500 米 ×3 种	套	1	
17	警戒杆		根	若干	

(续表)

序号	品　名	规格	单位	数量	备　注
18	警戒标识		套	若干	
19	洗涤用品		瓶	若干	
20	洗浴装置		套	2	
二	供电照明				
21	移动电站	30 kW	台	1	挂车式
22	发电机	2 kW、5 kW	台	4	各2台
23	防水配电盘		台	1	
24	电缆搅盘		个	4	
25	电线		米	2 000	
26	防水接线板		个	1个/帐篷	
27	节能灯（含灯头）		个	2个/帐篷	
28	油桶	20 L	个	6	
29	月球灯		个	2	
30	爆闪标志灯		个	30	
31	国际转换插头		个	2个/帐篷	
32	车用逆变电源（12 V-220 V）		个	2	
33	太阳能充电器、手动充电器		个	2	
三	炊具				
34	炊具组套		套	套/15人	

附录表9　通信办公装备

序号	品　名	规格	单位	数量	备　注
一	通信设备				
1	移动电话		部	2部/队	
2	移动传真机		台	1台/队	
3	对讲机		台	1台/3人	
4	海事卫星mini-m站		套	1套/队	通话、传真
	或海事卫星M4站		套	1套/队	通话、传真、图像传输
5	亚星电话或铱星电话		部	2部/队	
6	GPS全球定位仪		台	3台/队	根据情况选用
二	办公设备				
7	笔记本电脑（含办公软件、无线上网卡）		台	2台/队	抗机械损伤、防水、多频网络、防病毒
8	多功能打印机		台	1	打印、复印、传真一体
9	无线局域网套件		套	2套/队	
10	移动存储器		个	2个/队	防震、加密
11	办公用品（纸、笔等）				视情况决定
12	电池	各型	节	若干	
13	受援地区或受援国地图		幅	2幅/队	

（续表）

序号	品　名	规格	单位	数量	备　注
14	受援地电子地图		套	1	
15	手持扩音器		个	2个/队	
16	国歌等相关磁带		盘	2盘/队	1盘备用
17	录音笔		支	2支/队	
18	录放机（含音箱）		套	1套/队	
19	便携式投影仪		台	1台/队	
20	数码摄像机		台	1台/队	
21	数码照相机		台	2台/队	
三	指挥车辆				
22	越野车		台	1台/队	装载通信指挥平台